TUMEURS ET CALCULS

DE LA

VÉSICULE BILIAIRE

PAR

Le Dr Maurice DENUCÉ

Ancien interne des hôpitaux de Paris ;
Ancien interne (lauréat : Prix Delord, 1881) des hôpitaux de Bordeaux ;
Membre de la Société d'Anatomie et de Physiologie de Bordeaux ;
Membre titulaire de la Société Anatomique de Paris.

———————— ❦ ————————

PARIS

G. STEINHEIL, ÉDITEUR

2, RUE CASIMIR-DELAVIGNE, 2

——

1886

TUMEURS ET CALCULS

DE LA

VÉSICULE BILIAIRE

TUMEURS ET CALCULS

DE LA

VÉSICULE BILIAIRE

PAR

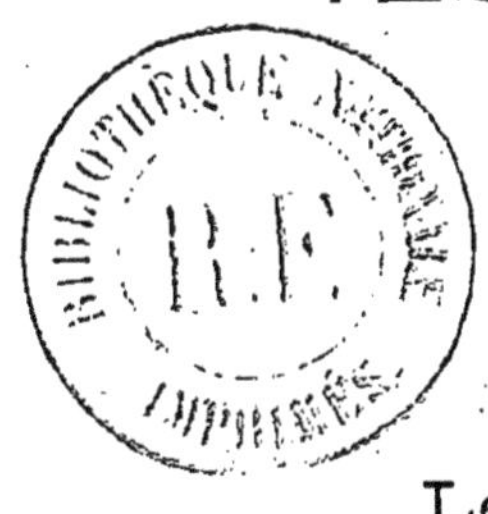

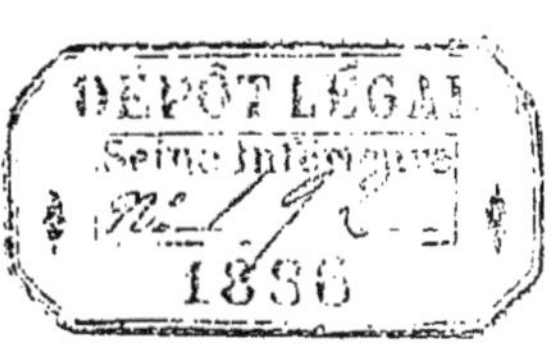

Le Dr Maurice DENUCÉ

Ancien interne des hôpitaux de Paris ;
Ancien interne (lauréat : Prix Delord, 1881) des hôpitaux de Bordeaux ;
Membre de la Société d'Anatomie et de Physiologie de Bordeaux ;
Membre titulaire de la Société Anatomique de Paris.

PARIS

G. STEINHEIL, ÉDITEUR

2, RUE CASIMIR-DELAVIGNE, 2

1886

INTRODUCTION

C'est à un point de vue surtout chirurgical que je
me propose d'étudier les *tumeurs et calculs de la vési-*
cule biliaire. Mon intention n'est, en aucune façon, de
faire une monographie complète de ces affections ; les
nombreux travaux qu'elles ont suscités ont presque
exclusivement en vue leurs caractères médicaux. Dans
leur histoire, avant tout, je m'attacherai aux points qui
peuvent justifier une intervention opératoire, et aux
différents modes suivant lesquels cette intervention
pourra s'effectuer.

Le mot *tumeurs* peut être pris ici dans deux accep-
tions différentes. D'une part, il sert à désigner les néoplasmes ayant leur siège dans la vésicule. Bien que ces
productions ne puissent guère donner lieu à une intervention chirurgicale, elles présentent un grand intérêt
au point de vue du diagnostic, et j'ai cru devoir en
retracer brièvement l'histoire. D'autre part, on désigne
aussi, par ce terme, les collections liquides diverses
qui peuvent se former dans la cavité de la vésicule.
Ces collections sont le plus souvent occasionnées par
des calculs. Parmi toutes les complications de la cho-

lélithiase, il n'en est pas qui offrent plus d'intérêt pour le chirurgien. Leur traitement a profité, dans une large mesure, des progrès récents de la chirurgie. La plus grande partie de cette étude leur sera consacrée. La présence des calculs dans la vésicule peut provoquer un grand nombre d'autres phénomènes. Je ne m'arrêterai qu'à ceux qui peuvent donner lieu à une difficulté de diagnostic ou nécessiter une opération. Mais il est, dans l'histoire des calculs biliaires, bien des parties qui n'ont, pour le chirurgien, aucun intérêt pratique immédiat, la pathogénie, par exemple, ou la description de ces formes auxquelles suffit un traitement médical. Leur étude a été trop souvent et trop bien faite pour que je croie utile de la refaire, et je me contenterai de renvoyer le lecteur aux travaux publiés sur la question.

Les complications de la cholélithiase, que je crois devoir étudier en détail, sont l'accumulation exagérée des calculs dans la vésicule, les phlegmons et fistules qu'occasionne la sortie des concrétions à travers les parois abdominales, et les accidents dus à l'obstruction des canaux cystique et cholédoque, l'hydropisie, l'empyème de la vésicule, et la tumeur biliaire, avec ses redoutables conséquences.

La deuxième partie de ce travail sera entièrement consacrée au traitement chirurgical applicable aux divers accidents déterminés par les tumeurs et les calculs de la vésicule biliaire.

TUMEURS ET CALCULS

DE LA

VÉSICULE BILIAIRE

CHAPITRE PREMIER

TUMEURS PROPREMENT DITES DE LA VÉSICULE BILIAIRE

Tumeurs bénignes. — Dégénérescence tuberculeuse et kystes hyda-
tiques. — Tumeurs malignes de la vésicule : secondaires ; primitives.
— Cancer, épithélioma. — Anatomie pathologique. — Symptômes.
— Diagnostic.

Les néoplasmes de la vésicule biliaire sont presque
constamment des tumeurs malignes, cancers et surtout
épithéliomas. On a décrit cependant quelques cas exceptionnels de tumeurs bénignes. On trouve parfois à la
surface interne de la vésicule des polypes muqueux.
L'exiguïté de leurs dimensions permet de ne leur accorder
aucune importance quand ils siègent dans la cavité même
de la vésicule. Nous verrons plus loin quelles conséquences ces tumeurs peuvent entraîner quand, siégeant

dans les canaux excréteurs, elles obstruent leur lumière.

Albers (1) rapporte un cas de fibrome développé dans le tissu sous-muqueux de la vésicule, et offrant une épaisseur d'environ deux lignes avec un diamètre comparable à celui d'une pièce de cinq centimes. La muqueuse, à ce niveau, était ulcérée.

Von Schueppel (2) a trouvé, à l'autopsie d'une femme de cinquante ans, la vésicule diminuée de volume, mais représentant une tumeur consistante. Les parois étaient épaissies : la cavité était occupée par une tumeur papillaire insérée à la muqueuse par un large pédicule, et se terminant par de nombreux prolongements villeux, plus ou moins longs, mous, transparents ou laiteux. Les espaces libres entre ces prolongements étaient occupés par un mucus épais sans traces de bile. Au microscope, la tumeur présentait les caractères d'un myxome recouvert à la surface par une rangée d'épithélium cylindrique court ; dans l'épaisseur du tissu néoplasique se rencontraient des lacunes, des capillaires dilatés et des points de dégénérescence graisseuse.

Cette observation n'offre qu'un intérêt : elle présente avec les tumeurs décrites sous le nom de cancer villeux la plus grande analogie : il nous suffit de rappeler que la confusion est possible. Enfin, d'après Rokitansky, il se formerait quelquefois du tissu adipeux dans le tissu conjonctif sous-péritonéal de la vésicule, dans la polysarcie (Cornil et Ranvier).

---

(1) ALBERS. *Atlas d'anat. path.*, *IV*, pl. 38 et texte, IV, p. 490.

(2) V. SCHUEPPEL. *Ziemssen.* Vol. VIII. Krankheit. der Gallenwege, p. 68.

A côté de ces tumeurs bénignes, il convient de rappeler les cas, d'ailleurs peu fréquents, de calcification des parois de la vésicule. Benni (1), Haldane (2), Leloir (3), etc., en ont rapporté des exemples. Dans ces cas, probablement consécutifs à un état inflammatoire de l'organe, la vésicule présente ses dimensions normales : ses parois sont épaissies, rigides et contiennent disséminées des plaques calcaires, plus ou moins nombreuses et étendues. Dans une observation de Murchison (4), on voit la muqueuse complètement incrustée de concrétions blanchâtres que l'examen chimique montra constituées par du carbonate de chaux. Andral (5), Alison (6), Topinard (7), Tuck (8), Pluyette (9) ont considéré les plaques dures contenues dans les parois comme dues à un processus réel d'ossification.

Aucun de ces observateurs n'a mentionné la présence d'ostéoplastes révélée par l'examen microscopique. De nouvelles recherches sont nécessaires pour que l'on puisse admettre, à côté de la calcification, une ossification véritable des parois de la vésicule. D'ailleurs, dans

(1) BENNI. *Société anatom.*, 1866, p. 391.

(2) HALDANE. *Edimb. med. Jour.*, 1874-75, XX, p. 836.

(3) LELOIR. *Société anatom.*, 1881, p. 144.

(4) MURCHISON. *Maladies du foie.* Traduction du Dr Cyr, p. 316.

(5) ANDRAL. *Clinique méd. de la Charité.* Paris, 1839, IV éd., obs. LII.

(6) ALISON. *London med. gaz.*, 1844-45, XXV, p. 137.

(7) TOPINARD. *Société anatom.*, 1856, p. 239.

(8) TUCK. *Boston M. S. Journ.*, 1872-73, p. 148.

(9) PLUYETTE. *Comité méd. des Bouches-du-Rhône*, 1879-80, p. 105.

aucun cas, la lésion ne s'est révélée pendant la vie par des symptômes appréciables. Ce sont là de simples trouvailles d'autopsie. Cependant un examen attentif de la région aurait pu faire reconnaître la présence de certaines de ces tumeurs, et la rigidité des parois pourrait être la cause d'une erreur de diagnostic. D'autre part, ces modifications s'accompagnent presque constamment de cholélithiase. Si une intervention chirurgicale devenait nécessaire, leur présence entraînerait des difficultés considérables.

La vésicule biliaire peut encore être le siège de lésions tuberculeuses, malgré l'assertion contraire de Von Schueppel. L'observation suivante, due à M. Lancereaux (1) en fait foi.

Une femme de 32 ans, entre, le 21 février 1866, à l'Hôtel-Dieu. Elle accuse, dans la région de l'hypocondre droit, une sensation douloureuse qui date déjà de quelque temps. Pâleur, amaigrissement. A la palpation de l'hypochondre droit, on sent au niveau du rebord costal une saillie en tumeur mal délimitée, une sorte d'empâtement profond qui conduit à diagnostiquer une affection chronique du foie, sans plus grande précision. D'ailleurs, il existe une teinte subictérique, qui s'accroît les jours suivants, et finit par un véritable ictère. La faiblesse augmente. Mort le 1er mars.

Autopsie. — Quelques granulations tuberculeuses dans les poumons : ganglions médiastinaux caséeux. Le foie déborde les côtes. La vésicule n'existe plus, car ses parois sont intégralement transformées en un magma caséeux qui cède sous le doigt et laisse profondément voir le parenchyme glandulaire.

(1) LANCEREAUX. Anat. path. T. I, p. 70.

Le canal cystique, pareillement dégénéré, est bouché au voisinage de la vésicule. Plus loin il est très rétréci par l'hypertrophie de ses parois. Le canal cholédoque est également rétréci, et est le siège de quelques granulations tuberculeuses. Les canaux hépatiques, dilatés, ne présentent pas de tubercules : leurs parois sont épaissies : ils renferment une bile verdâtre. A peine quelques granulations dans le foie.

Ganglions mésentériques et iliaques droits en partie caséeux.

Nécrose du pubis droit, et destruction du ligament symphysaire. Reins peu altérés.

Quant aux kystes hydatiques se développant dans la vésicule, leur existence a été niée par Davaine. On peut voir des hydatides du foie venir comprimer la vésicule, en déterminer l'atrophie, se substituer en quelque sorte à elle. Peut-être même, comme dans une observation de Dickinson (1), le kyste envahissant les voies biliaires peut-il s'étendre jusqu'à la vésicule. Je n'ai pu trouver qu'une observation probante d'hydatides développées dans la vésicule même ; c'est celle que Musehold (2) a consignée dans sa thèse, et que rapporte Von Schueppel.

Chez un malade de 31 ans, le foie contenait un kyste hydatique parfaitement clos, et dans le cholécyste transformé en une poche du volume d'une poire, se trouvaient six vésicules ayant les dimensions d'une cerise et un grand nombre d'autres plus petites. Une autre vésicule existait dans le canal cholédoque. Ces diverses poches étaient indépendantes, et leurs échinococcus n'étaient pas détruits. La bile n'avait donc pas pénétré dans leur ca-

(1) Dickinson. *Trans. of path. Soc.* 1862, XIII, p. 104.
(2) Musehold. Dissert. inaug. Berlin, 1876.

vité; on sait, en effet, que l'ouverture des kystes dans les voies biliaires est un mode de guérison, la bile ayant sur les échinocoques une action délétère.

Tumeurs malignes de la vésicule biliaire.

— Les néoplasmes malins de la vésicule sont assez fréquemment secondaires. Tantôt ils sont dus à la propagation par contiguïté d'un cancer siégeant primitivement sur un organe voisin, foie, estomac, duodénum, côlon, pancréas, péritoine, etc. Suivant la nature de la tumeur primitive, on rencontrera les diverses formes du carcinome (squirrhe, encéphaloïde, cancer colloïde, surtout fréquent dans les cancers propagés du péritoine), ou un épithélioma. Il se produit le plus souvent dans ces conditions une infiltration étendue des parois de la vésicule : celles-ci sont épaissies, mais leur forme est peu modifiée. La cavité est plus ou moins oblitérée par des fongosités, des nodules à surface ulcérée. La perforation des parois est rare : il se produit des adhérences péritonéales, des néo-membranes, qui enveloppent la vésicule et rendent la découverte de la tumeur vésiculaire parfois assez difficile.

Tantôt, la tumeur primitive siège plus ou moins loin de la vésicule, et le néoplasme dont celle-ci devient secondairement le siège, peut être considérée comme « métastatique ». Ici encore, la tumeur de la vésicule a les mêmes caractères que la tumeur d'origine : le plus souvent, elle représente un carcinome, ou un épithélioma, rarement un sarcome. Son mode de développement n'est pas le même que dans le cas précédent. Elle apparaît sous forme de nodules peu volumineux, isolés ou agglo-

mérés, qui s'étendent et se fusionnent peu à peu ; ils
font saillie dans la cavité de la vésicule et y déterminent
des fongosités ulcérées. On peut voir se produire des
ulcérations sur les points de la muqueuse non envahis
par la néoplasie. La perforation de la vésicule, dans cette
forme n'est pas très rare, et entraîne ses conséquences
habituelles, passage de la sanie et de la bile dans le péritoine, péritonite suraiguë et mort rapide (Von Schueppel).

Dans les deux variétés, l'occlusion des canaux excréteurs est fréquente, et provoque les complications que
nous étudierons plus loin.

Le cancer primitif de la vésicule a été étudié en premier lieu par Durand-Fardel (1). Cruveilhier, cependant
l'avait déjà signalé (2). Depuis il a donné lieu à un certain
nombre de descriptions, parmi lesquelles nous signalerons celles de Frerichs (3), de Barth et Besnier (4), la
thèse de Bertrand (5), le mémoire très complet de Villard (6), celui de Julius Schreiber (7), la dissertation
inaugurale de Kohn (8), enfin le chapitre que Von
Schueppel a consacré à ce sujet (9). Les comptes rendus

(1) DURAND-FARDEL. *Soc. anat.*, 1838, p. 157. — *Arch. gén.*, 1840,
VIII, p. 167. — *Maladies des vieillards*, p. 761.

(2) CRUVEILHIER. *Anat. pathol.*, II, p. 542.

(3) FRERICHS. *Traité prat. des mal. du foie.* Trad. fr., p. 661.

(4) BARTH et BESNIER. Art. *Voies biliaires* du Dictionnaire De-
chambre.

(5) BERTRAND. Thèse de Paris, 1870.

(6) VILLARD. *Mouvement Médical*, 1870.

(7) J. SCHREIBER, *Berl. Klin. Wochenschr.*, 1877, n° 31.

(8) KOHN. Dissert. inaug. Breslau, 1879.

(9) V. SCHUEPPEL. Loc. cit., p. 68.

de la Société anatomique contiennent de nombreuses observations de cancer primitif de la vésicule.

Anatomie pathologique. — A l'examen microscopique, les tumeurs malignes primitives de la vésicule biliaire se trouvent être des carcinomes et, plus fréquemment encore, des épithéliomas à cellules cylindriques. Le carcinome primitif est le plus souvent colloïde ; l'encéphaloïde est assez fréquent ; le squirrhe est rare. L'épithéliome se montre sous forme de tubes ou de cavités non limités par une membrane isolée, et tapissés d'une couche de cellules cylindriques laissant au centre un espace vide. Ces cellules ont une atypie peu prononcée. Leur forme est assez bien conservée : on peut quelquefois reconnaître l'existence d'un plateau à leur extrémité libre. Dans les nodules secondaires du foie, il serait même possible de leur retrouver les mêmes caractères.

L'aspect macroscopique diffère peu pour les deux variétés. Tantôt, comme dans le squirrhe, la tumeur est d'abord constituée par une infiltration nodulaire ou en plaques des parois : celles-ci, envahies peu à peu, sont épaissies, indurées, rétractées. La muqueuse dans cette forme est peu intéressée : la paroi externe de la vésicule est parfois enchâssée dans une masse dégénérée qui la rend difficile à reconnaître. Tantôt, dans l'encéphaloïde, ou l'épithélioma, le cancer offre l'aspect d'une fongosité plus ou moins développée, remplissant complètement ou presque complètement la vésicule, à la face interne de laquelle elle adhère soit par un pédicule, soit par une large base. La fongosité peut n'être pas unique : on voit alors plusieurs masses bourgeonnantes, baignant dans un liquide ichoreux, où flottent libres des fragments détachés des extrémités ramollies de la dégénérescence. La muqueuse, aux points où se montrent les fongosités, s'est ulcérée, a disparu.

Parfois la paroi est infiltrée de tissu colloïde, et toute la cavité peut être remplie d'une substance gélatiniforme, jaunâtre, molle, visqueuse, comparable à de la gelée de pomme.

Dans la vésicule biliaire, de même que dans la vessie urinaire, il n'est pas rare de voir les néo-formations revêtir la forme villeuse. Frerichs (1) a voulu faire du cancer villeux une forme spéciale, pouvant néanmoins coexister avec d'autres cancers. « Le cancer villeux de « la vésicule, dit Frerichs, se rencontre surtout sur la « paroi antérieure où il s'implante dans le tissu sous « muqueux, par un pédicule étroit, ou une large base. « Au début, la muqueuse semble recouverte d'un velours « blanchâtre ; plus tard, les productions prennent l'as » pect d'un chou-fleur. Le tissu cancéreux est formé « d'excroissances allongées, arborescentes ou renflées en « massue ;... la cavité de la vésicule contient un liquide « crémeux jaune ou rougeâtre. Le travail d'ulcération « peut ici aussi amener la destruction des parois de la « vésicule et des parties voisines adhérentes, ou par « l'issue du liquide contenu, déterminer une périto « nite. » En réalité, tous les néoplasmes de la vésicule peuvent revêtir la forme villeuse. Von Schueppel nous

(1) FRERICHS. *Maladies du foie* : traduc. franç., p. 693.

a montré un myxome villeux : les cancers ou épithéliomas présentant ce caractère ne sont pas très rares.

. La tumeur s'étend souvent au canal cystique et au
cholédoque. Elle peut d'ailleurs y débuter. Les deux
cas ont pour conséquence fréquente l'occlusion de ces
conduits et les accidents qui en résultent.

Les ganglions lymphatiques correspondants sont altérés d'une façon précoce. La masse néoplasique envahit
rapidement les points voisins de la substance hépatique.
Souvent tout le foie est parsemé de nodosités dont la
structure est la même que celle de la tumeur primitive.
Le processus inflammatoire de voisinage détermine la
formation d'adhérences entre la vésicule cancéreuse et
les organes voisins : estomac, duodénum, côlon, grand
épiploon, etc.; le carcinome, par propagation directe au
canal cholédoque, ou par les adhérences, ne tarde guère
à envahir secondairement ces parties.

En ce qui concerne le développement primitif de ces
tumeurs, quelques auteurs (Notta, Barth et Besnier, Frerichs, p. 803, etc.) placent leur point de départ dans le
tissu sous-muqueux. Pour d'autres, Klebs (1), Birch-Hirschfeld (2) Von Schueppel par exemple, le point de départ de la prolifération néoplasique est dans l'épithélium de la muqueuse et de ses glandes mucipares. Cette
question, qui touche à l'origine et à la nature mêmes des
tumeurs en général, ne peut être discutée ici.

Dans presque tous les cas (14 sur 15, Bertrand), la vé-

---

(1) KLEBS. *Hdbch der path. Anat.*, 1869, I, p. 492.
(2) BIRSCH-HIRSCHFELD. *Lehrbuch der path. Anat.*, 1877, p. 972.

sicule contient un nombre plus ou moins grand de calculs d'autant plus volumineux qu'ils sont moins nombreux. Les uns sont libres dans la cavité, les autres enclavés dans des diverticules formés par les bourgeons néoplasiques. Pour certains auteurs le cancer préexiste aux calculs, et en détermine la formation par la stagnation de la bile et sa décomposition. D'autres admettent, au contraire, que l'irritation causée par les calculs est la principale cause des carcinomes. Cornil et Ranvier (II, p. 473) inclinent pour la première hypothèse, Von Schueppel pour la seconde.

D'après Durand-Fardel, le cancer primitif de la vésicule se rencontrerait surtout chez les femmes et dans la vieillesse. Cependant Markham (1) a publié un cas de cancer primitif chez une femme de 28 ans, et les statistiques récentes semblent démontrer une prédisposition égale pour les deux sexes (V. Schueppel). Villard nie l'influence de l'hérédité, tout en rapportant une observation assez démonstrative mais unique de Murchison.

Symptômes. — Les néoplasmes de la vésicule biliaire, tous les auteurs sont d'accord sur ce point, ne donnent lieu, le plus communément, à aucun symptôme caractéristique. « Le plus souvent, dit Villard (2), et surtout
« au début, ces signes sont vagues, indéterminés, latents,
« pour ainsi dire, et plus tard, lorsqu'ils se sont déve-
« loppés, il présentent un tel caractère de généralité, et
« sont parfois accompagnés de phénomènes si insolites,

(1) MARKHAM. *Transact. of pathol. Society*, 1857, VIII, p. 243.
(2) VILLARD. *Loc. cit.*, p. 280.

« qu'ils peuvent mettre en défaut l'expérience la plus
« consommée ».

Les symptômes les plus habituels sont les *troubles digestifs*, la *douleur* dans l'hypocondre droit, *l'ictère*, la
présence d'une *tumeur* et enfin, dans les périodes ultimes
du mal, la *cachexie* commune à tous les cancers. Parmi les
phénomènes insolites qui peuvent venir compliquer ce
tableau, nous devons une mention spéciale aux *accès de
fièvre intermittente*.

Les *troubles digestifs* sont en général précoces. Peu
marqués au début, ils s'accentuent peu à peu, et prennent une importance très grande lorsque survient un
ictère concomittant. Dans ce cas, on ne saurait dire
si leur exagération dépend du carcinome même ou de la
cholémie. A côté de l'anorexie et de la constipation, signes
assez constants, on peut voir survenir de la distension
intestinale, de la flatulence, des hoquets, des vomissements. Ces derniers phénomènes sont attribués par Von
Schueppel (1) à la compression du duodénum. Quelques
observateurs signalent un dégoût marqué pour les ali-
ments gras, signe commun à toutes les affections amenant
des troubles de la sécrétion biliaire, et sur lequel Dieula-
foy a insisté à propos des kystes hydatiques du foie.

La *douleur* manque rarement; Villard l'a notée
15 fois sur 17 observations. Ses caractères sont variables ; tantôt sourde, profonde, continue, elle donne au
malade la sensation d'une constriction, d'un poids pesant
sur la région hépatique : tantôt vive, aiguë, lancinante,

____

(1) Von Schueppel. *Loc. cit.*, p. 75.

elle offre des exacerbations, que provoquent la moindre
pression, le moindre mouvement, et qui peuvent simuler les coliques hépatiques. La véritable colique hépatique est rare dans le cancer de la vésicule, malgré la
présence fréquente de calculs dans la cavité de l'organe
malade. Villard explique cette rareté par la formation
secondaire des calculs, et l'obstruction des canaux excréteurs par les productions cancéreuses.

L'*ictère*, sans être constant, se rencontre très fréquem-
ment(14 fois dans les 17 observations de Villard.) Il doit
être soigneusement distingué de la teinte cachectique
que revêtent les malades aux périodes ultimes de la
maladie. L'ictère, une fois établi, tend à s'affirmer, à aug-
menter de plus en plus. La couleur des téguments devient de plus en plus foncée. Les selles sont décolorées.
L'ictère s'accompagne toujours de ses conséquences
habituelles, démangeaisons cutanées, troubles cardio-
pulmonaires, etc. La cause de ce symptôme est l'imperméabilité des canaux vecteurs de la bile. Nous avons vu
que le passage des calculs, et, par conséquent, leur enclavement dans ces canaux étaient rares dans le cancer de
la vésicule. Il faut donc admettre soit l'extension de la
néoplasie aux canaux hépatique ou cholédoque, soit la
compression de ces conduits par la tumeur de la vésicule, ou les productions péritonitiques inflammatoires
dont elle provoque la formation.

La plupart des observateurs signalent la présence
d'une *tumeur* dans l'hypocondre droit. Mais cette tumeur n'a pu toujours être attribuée à la vésicule. Fréquemment on l'a rapportée au pylore, au duodénum,

au foie, etc. D'autre part, son siège exact étant reconnu, il faut se souvenir que la tumeur peut dépendre d'une accumulation de calculs dans la vésicule, d'une dilatation de celle-ci, soit par hydropisie (oblitération du canal cystique), soit par rétention biliaire (imperméabilité du cholédoque).

Les caractères de la tumeur peuvent-ils aider au diagnostic? Limitée au début, elle ne tarde pas à former une masse globuleuse ou ovoïde, tantôt lisse et régulière, tantôt inégale et bosselée. Parfois, elle est située trop profondément pour que sa forme et ses dimensions puissent être appréciées. Elle semble se continuer avec le foie dont elle suit les déplacements dans les mouvements respiratoires. Son volume varie depuis celui d'un œuf, jusqu'aux dimensions d'une tête de fœtus. La consistance est ferme, moins dure cependant que celle de la tumeur calculeuse. Il est extrêmement rare d'y percevoir une sensation de fluctuation, comme dans l'hydropisie ou la tumeur biliaire. Enfin elle est rarement indolente : douloureuse spontanément, elle devient très sensible à la palpation, à la pression.

Signalons encore les accès de *fièvre intermittente*, ou mieux *rémittente*, donnés comme exceptionnels par Villard (3 fois sur 17 obs.). Il se produisent ici comme dans tous les cas d'obstruction des conduits vecteurs de la bile. Nous aurons à revenir sur ce point.

La *cachexie* cancéreuse survient dans les dernières périodes de la maladie. Elle n'offre rien de particulier à noter.

Ainsi, au début, alors que le cancer est strictement

limité à la vésicule, qu'il est peu volumineux, il ne se révèle que par des signes sans importance, des troubles digestifs vagues; pas de douleur localisée, pas de phéno-mène précis appelant l'attention sur la région malade. Plus tard, quand la tumeur a grossi, elle est sensible à la palpation; rien n'indique encore son siège exact, et le diagnostic différentiel est encore à peu près impossible. A cette période, il n'est plus possible d'affirmer la loca-lisation du néoplasme; lorsque surviennent l'ictère et ses conséquences, les troubles digestifs graves, lorsque la douleur est nette, lorsque la tumeur est appréciable, on peut presque affirmer l'extension du mal tout au moins aux conduits excréteurs. Dans ces conditions, une inter-vention chirurgicale est-elle possible, est-elle justifiable? C'est ce que nous examinerons en étudiant le traitement opératoire des affections de la vésicule biliaire.

CHAPITRE II

CALCULS BILIAIRES

Genèse. — Cholélithiase chronique. Coliques hépatiques. — Accidents : 1º Modifications et lésions de la vésicule : cholécystite calculeuse. Tumeur calculeuse ; 2º Issue des calculs par un trajet
accidentel. Rupture dans le péritoine. Fistules cystico-viscérales.

Partout où la bile peut séjourner, on voit se former des
calculs biliaires. On en peut donc rencontrer dans les
canaux biliaires tant intra qu'extra-hépatiques. Mais le
point où se produisent d'une façon presqu'exclusive ces
concrétions est assurément la vésicule biliaire. La présence de la vésicule entraîne en effet toutes les conditions
susceptibles de ralentir le cours de la bile. Le mouvement
rétrograde que suit ce liquide pour pénétrer dans la
vésicule arrête ou du moins ralentit sensiblement son
cours. Le canal cystique et le col de la vésicule par leurs
plicatures retardent encore sa sortie. Ne sait-on pas
enfin que la bile doit stagner d'une façon normale et
périodique dans le réservoir d'où elle n'est expulsée que
pendant la période digestive?

Le volume de ces concrétions est très variable : ils
peuvent se présenter sous forme de gravelle ou de sable

biliaire : en général, ils sont gros comme un petit pois ou une noisette. Ils peuvent dépasser de beaucoup ces dimensions.

Leur nombre est en relation inverse de leur volume. Il est rare qu'un calcul soit unique ; souvent très nombreux, ils peuvent remplir la vésicule. Cruveilhier en a compté jusqu'à 2,000.

Leur forme dépend surtout de leur nombre. Les calculs uniques sont arrondis ou ovoïdes ; multiples ils prennent une forme polyédrique, à facettes, qu'expliquent leurs frottements réciproques.

Leur consistance est, en général, peu considérable. Sans doute les calculs sont durs au toucher : mais ils sont peu denses, extrêmement légers, et se réduisent en poussière sous une pression modérée.

La coupe d'une de ces concrétions montre trois zones : un noyau central, une couche moyenne, une corticale.

a) *Noyau central.* — Il est brun verdâtre, et résulte d'une combinaison du pigment biliaire avec la chaux : le centre du calcul peut être creusé d'une cavité (géode calculeuse de Cruveilhier). Dans quelques cas exceptionnels, le noyau central renferme autre chose qu'un amas de pigment et de chaux ; on y a trouvé : 1° du mucus concret ; 2° des cellules épithéliales ratatinées ; 3° des corps étrangers de nature diverse (ascarides, distomes, pépins de raisin) ; 4° une petite concrétion ramifiée venue probablement des voies biliaires intra-hépatiques.

b) *Couche moyenne.* — Cette couche est de beaucoup

la plus considérable ; elle affecte une disposition rayon-
née ; elle est formée de cristaux de cholestérine.

c) *Couche corticale*. — Cette couche est lamelleuse
elle est essentiellement formée par de la cholestérine
amorphe ; accessoirement, on y trouve des stries de
pigment biliaire et du carbonate de chaux.

En résumé, ce qui domine dans la *composition chimique* du calcul, c'est la cholestérine : puis vient le
pigment biliaire uni toujours à de notables proportions
de chaux. Quant aux acides biliaires et à leurs sels alca-
lins, on ne les trouve qu'en très petite quantité. La mi-
gration d'un calcul à travers l'intestin ou hors des voies
naturelles peut modifier profondément sa composition
chimique ; c'est un point qu'il est important de connaître, mais que nous ne pouvons que signaler en passant.

Dans la genèse des calculs, nous ne voulons retenir
qu'un point, mis en lumière par le professeur Bouchard.
Nous avons vu que les calculs contiennent surtout de la
cholestérine et des sels de chaux. Or, la cholestérine se
précipite : 1° quand elle est produite en excès ; 2° quand
il y a défaut d'alcalinité des sels biliaires. La lithiase
biliaire ne survient que chez les individus dont la nutrition est ralentie. D'une manière générale, le ralentissement de la nutrition amène la permanence dans l'organisme des acides qui ne sont pas brûlés, et par conséquent
diminue l'alcalinité des humeurs en général, des sels
biliaires en particulier. En outre, cette accumulation
des acides a pour effet de précipiter la chaux des élé-

ments anatomiques pour la livrer aux liquides d'excrétion, et particulièrement à la bile.

Cette façon d'envisager la pathogénie de la cholélithiase, d'en faire la conséquence d'une affection générale, mériterait d'être plus amplement développée, surtout au point de vue des indications thérapeutiques. Nous ne pouvons que renvoyer aux leçons du professeur Bouchard, et, d'une façon générale, pour tout ce qui concerne la pathogénie et l'étiologie des calculs, ainsi que leur étude chimique, aux travaux si complets de nos devanciers, aux leçons de Charcot (1), à la thèse d'agrégation de Mossé (2), aux traités de Frerichs (3), de Murchison (4), de Von Schueppel (5), de Cyr (6), de Harley (7), pour ne citer que les plus modernes.

L'histoire des calculs biliaires comprend deux parties bien distinctes. D'une part, les calculs formés dans la vésicule peuvent y séjourner sans donner lieu à aucun symptôme notable. « Dans l'immense majorité des cas, dit Cruveilhier, les calculs ne sont reconnus qu'à l'ouverture du cadavre. » Parmi les nombreuses observations de ce genre, il nous suffira de rappeler celle de Martin Solon (8), qui trouva un calcul de cholestérine gros

(1) CHARCOT. Leçons sur les mal. du foie, etc. Paris, 1877, p. 116 et suiv.

(2) MOSSÉ. *Des accidents de la lithiase biliaire*. Th. agrég., 1880.

(3) FRERICHS. Loc. cit.

(4) MURCHISON. Loc. cit.

(5) VON SCHUEPPEL. Loc. cit.

(6) CYR. *Traité de l'affection calculeuse du foie*. Paris, 1884.

(7) HARLEY. *Diseases of the liver*. London. Churchill et Cᵉ.

(8) MARTIN SOLON. *Bull. de thérap.*, XXXVI, p. 298.

commë un œüf de pigeon, et celle d'Aubert (1), qui découvrit 272 calculs ayant tous le même volume et la même forme, chez des sujets n'ayant présenté pendant leur vie aucun trouble biliaire.

L'absence presque complète de sensibilité de la vésicule, la lenteur que mettent les calculs à se former, expliquent ce défaut de réaction. C'est là la forme dite latente de l'affection, que nous préférerions appeler chronique : les symptômes, pour vagues et peu accentués qu'ils soient, n'en existent pas moins à cette période : rappelons seulement la douleur épigastrique (dyspepsie douloureuse de la lithiase biliaire de Cornillon), à peu près constante, les troubles digestifs peu prononcés, constipation, flatulence etc., moins importants que le premier signe, mais venant le confirmer, la céphalalgie et les vertiges signalés par le professeur Potain.

Ici, il ne peut être question d'une intervention chirurgicale. Mais la cholélithiase, même dans ses formes les plus normales, est loin d'avoir toujours une allure aussi bénigne. Les calculs formés dans la vésicule tendent à en sortir et sont expulsés par les voies naturelles, le canal cystique et le canal cholédoque, jusque dans l'intestin grêle. Sans doute, cette expulsion peut se faire sans que le malade en ait conscience, et n'être révélée que par le passage des concrétions dans les selles. Le plus souvent, elle se révèle par des phénomènes douloureux dus à la dilatation, au tiraillement des conduits vecteurs de la bile, des crises paroxystiques et croissantes, pouvant

(1) AUBERT. *Soc. sc. méd. de Lyon*, 1869 (cité par Cyr).

s'accompagner de vomissements, d'ictère, voire même de
délire, de convulsions épileptiformes, etc. ; c'est là la
colique hépatique dont l'exagération seule peut entraîner
la mort (Portal, Cruveilhier, Sargent, Williamson).

Mossé a rangé la colique hépatique parmi les complications de la cholélithiase. Selon nous, c'est plutôt un
phénomène naturel de la maladie, qui peut manquer,
mais n'en représente pas moins sa terminaison la plus
simple. Malheureusement, cette crise peut être atroce-
ment douloureuse, et l'issue définitive du calcul n'an-
nonce nullement la cessation complète de l'affection.
Dans la lithiase chronique, a dit Langenbuch (1), la
production des calculs est incessante. L'arrivée de la
concrétion expulsée dans le duodénum met fin à toutes
les manifestations de la colique hépatique. Ce n'est
qu'une trève momentanée. D'autres calculs existent dans
la vésicule, où, les mêmes causes subsistant, vont s'y
développer ; leur expulsion s'accompagnera de nouveau
des mêmes symptômes douloureux, des mêmes phénomènes graves.

Si ces crises sont peu violentes ; si elles sont suffisamment espacées, si un traitement médical approprié suffit
à les atténuer, ou même à les faire disparaître, il est évident que cette première forme, chronique avec crises
aiguës plus ou moins marquées, n'est, en aucune façon,
justifiable de l'intervention chirurgicale. Mais l'intensité
des coliques, leur fréquente répétition, l'inefficacité

____

(1) Langenbuch. *Berl. Kl. Wochenschr.*, 1884, 22 déc., n° 51,
p. 808.

absolue des médications internes, du régime, des cures thermales, pourra nous conduire à envisager la possibilité d'une tentative opératoire. Cette forme de la cholélithiase est trop vulgaire, trop connue, pour que nous y insistions davantage. Il nous suffira d'y revenir en étudiant l'opportunité du traitement chirurgical contre les diverses conséquences des calculs biliaires.

Dans une deuxième catégorie, on peut ranger les cas considérés comme complications ou accidents de la lithiase biliaire :

1° Tous ceux où les calculs, enfermés dans la cavité de la vésicule, y déterminent des phénomènes insolites ;

2° Ceux où les concrétions sortent de la vésicule par un trajet accidentel ;

3° Ceux enfin où l'expulsion par les voies naturelles n'arrivant pas à son terme, le calcul reste enclavé en un point quelconque du canal excréteur, col de la vésicule, conduit cystique ou conduit cholédoque. Les conséquences de cet arrêt sont variables suivant la nature, la forme, les dimensions de la pierre, et surtout suivant le point où se fait l'enclavement. Toutes les complications de la cholélithiase peuvent être rangées sous ces trois chefs : après les avoir passées en revue, nous reviendrons en détail sur celles dont la connaissance intéresse plus particulièrement le chirurgien.

1° Modifications et lésions de la vésicule. — Nous avons vu que, le plus souvent, le séjour des concrétions dans la vésicule ne déterminait aucune modification anatomique marquée, aucun symptôme appréciable. Les concrétions reposent dans la cavité, libres, sans attaches. Elles sont baignées de bile normale. Parfois les calculs sont enchâtonnés dans des diverticules dont la formation première a, sans doute, été en rapport avec leur développement propre (Von Schueppel). Morgagni avait déjà vu de petites concrétions enclavées dans l'épaisseur même de la muqueuse, et avait justemen attribué cette disposition au développement des concrétions dans les glandes muqueuses dilatées. D'autre part, Willemin a démontré que l'expulsion des calculs était toujours précédée de la réplétion de la vésicule, dont la tunique musculaire agit en se contractant sur la masse liquide. L'hypertrophie fonctionnelle des fibres musculaires peut donner à la vésicule une conformation analogue à celle des « vessies dites à colonnes. »

En outre, les calculs volumineux, anciens, à surface irrégulière, peuvent, par leur contact prolongé, amener un processus inflammatoire de la muqueuse, une cholécystite, dont l'évolution sera variable. Tantôt il se formera des néo-membranes qui envelopperont le calcul, et le feront adhérer à la paroi de la vésicule. Tantôt il se produira un catarrhe qui pourra aboutir à la suppuration ou à l'ulcération de la muqueuse. Le catarrhe étendu aux canaux cystique, hépatique, cholédoque, pourra, sans autre cause d'oblitération entraîner les accidents que nous étudierons à propos de l'enclavement des calculs dans ces conduits, hydropisie, empyème, tumeur biliaire, rétention biliaire avec ses conséquences.

L'ulcération peut être superficielle ; elle peut s'étendre en largeur et en profondeur, occuper toute l'épaisseur de la muqueuse, se propager aux tissus sous-jacents et amener finalement une perforation de la vésicule sur laquelle nous aurons à revenir. L'ulcération, malgré la persistance de la cause, peut guérir, comme le montrent les cicatrices, qu'il n'est pas rare de trouver sur la muqueuse à l'autopsie.

Si l'inflammation est moins accentuée, elle peut entraîner la transformation de la muqueuse en un tissu conjonctif de nouvelle formation. De son côté, la tunique musculeuse, après une hypertrophie passagère destinée à lutter contre la présence des corps étrangers, s'atrophie (Charcot et Pitres), et se transforme en tissu néo-conjonctif. La paroi entière, rétractile, revient sur elle-même, et s'applique sur la masse des calculs contenus dans la cavité vésiculaire. Celle-ci se trouve ainsi effacée : la bile ne pénètre plus dans la vésicule, et la formation des calculs est arrêtée. C'est là le type de la lésion qu'on désigne sous le nom de *tumeur calculeuse*. Les parois, sous l'influence du processus dégénératif s'encroûtent de sels calcaires, ainsi que nous l'avons vu plus haut, font corps avec la masse calculeuse : ce mode de guérison naturelle est assez rare, mais complet : le malade ne conserve de son affection qu'une tumeur dure, irrégulière à la place de la vésicule : il ne court plus aucun danger.

Mais si une petite quantité de bile pénètre encore dans la vésicule, les calculs continuent à s'accroître, et la tumeur calculeuse peut devenir le point de départ d'accidents d'autant plus graves qu'ils s'exercent sur un tissu pathologique.

2° Issue des calculs hors de la vésicule par un trajet accidentel. — Lorsque l'ulcération ou la gangrène des parois aboutit à la perforation de la vésicule, le liquide, mélange de pus et de bile contenant des concrétions, peut s'épancher directement dans la cavité péritonéale. Il en résulte une péritonite suraiguë mortelle, dont le traitement chirurgical pourrait être proposé, mais ne rentre pas dans notre sujet.

Si cependant l'ouverture est très petite, si l'écoulement de bile se fait par quantités très minimes, on voit le liquide épanché être résorbé par la surface péritonéale, sans donner lieu à aucun accident.

Généralement, l'inflammation des parois vésiculaires a retenti sur leur enveloppe péritonéale. Des adhérences se sont formées avec les organes voisins, ou la paroi abdominale. La perforation se réduit à une fistule faisant communiquer la cavité cystique, soit avec un autre organe viscéral, soit avec l'extérieur. La première de ces deux éventualités n'intéresse le chirurgien que dans des circonstances particulières. Nous étudierons la seconde dans le chapitre suivant.

Les fistules internes peuvent s'ouvrir : I° dans une partie du péritoine close par de fausses membranes ; II° dans le parenchyme hépatique ou entre le foie et le péritoine ; III° dans l'appareil génito-urinaire ; IV° dans l'appareil respiratoire ; V° dans la veine porte, enfin VI°, et c'est le cas le plus fréquent, dans le tube digestif.

D   3

I° La péritonite enkystée, primitive ou secondaire
(P. Denucé) n'est, en général, que la phase première de
l'établissement d'une fistule complète. Quelquefois, les
adhérences sont insuffisantes à limiter l'inflammation.
La péritonite sc généralise. Les thèses de Mossé (1) et de
Deschamps (2) signalent de nombreuses observations de
ce genre. Roth (3) rapporte un cas où à la suite d'un accident analogue, la malade fut prise de pyohémie et mourut en 20 jours.

II° La communication s'établit entre la cavité cystique
et un abcès situé dans le parenchyme hépatique, ou
l'espace fibro-celluleux qui sépare le foie de la vésicule.
Ces cas, fort rares, ne présentent d'autre intérêt que
d'expliquer comment on a pu trouver des calculs volumineux dans le foie, en dehors des canaux biliaires.

Gendron (*Progrès médical*, 1881, p. 148), a vu un abcès
hépatique de cette nature s'ouvrir secondairement dans
l'arrière cavité des épiploons.

III° Franck (4) donnne un cas où des adhérences
s'étant établies entre la vésicule et l'utérus gravide, les
calculs à la suite de l'accouchement sortirent par le vagin.
L'issue des calculs biliaires par la vessie est plus fréquente.
Mossé en relate cinq cas. Sur ces cinq cas, le premier a
donné lieu à une autopsie tardive dont la plupart

(1) Mossé. *Loc. cit.*, p. 136 et suiv. Voir pour les indicat. bibl. rela-
tives aux complications suivantes.

(2) Deschamps. *Péritonite périhépatique enkystée*. Th. Paris, 1886.

(3) Roth. *Zur Chir. der Gallenwege*. Diss. inaug., Bâle, 1885.

(4) Franck. *Obs. med. chir.* Mayence, 1783 (cité par Fauconneau-
Dufresne).

des auteurs ne paraissent pas avoir eu connaissance.

L'observation a été rapportée par Faber dans sa dissertation inaugurale (Tubingue, 1839). La malade étant
morte 24 ans plus tard, l'autopsie pratiquée par Koestlin (1) montra que la communication avait eu lieu entre
la vésicule et l'ouraque perméable. C'est donc à tort que
Fauconneau-Dufresne, et après lui Murchison admettent
l'adhérence de la vésicule au bassin et du rein droit. Mossé
n'a lu la relation de ce cas que dans le Canstatt, et n'a pas
reconnu que le sujet autopsié par Koestlin était celui de
Faber, et que la communication avait lieu par l'ouraque.

Dans un cas de Murchison (p. 518), un calcul rénal
fut expulsé consécutivement à des cholélithes par une
fistule biliaire.

IV° Les fistules pleurales et pulmonaires constituent
une rareté pathologique. Mossé n'en cite que deux cas
nets dans lesquels un abcès hépatique ou périhépatique
a servi d'intermédiaire (Cayley, path. Trans., XVII, 1866,
p. 161 et Legg. ibid. XXV). J'y joindrai un cas analogue
de Dreschfeld (Lancet, 1879) cité par Von Schueppel (2).

V° Les observations dans lesquelles des calculs se sont
introduits dans la cavité de la veine porte nous paraissent
trop incertaines pour nous y arrêter. Nous nous contenterons de signaler ici la pyléphlébite adhésive ou même

---

(1) KOESTLIN. *Deutsche Klinick*, 1864, p. 116.

(2) Voir en outre la thèse de FOUCHÉ. *Fistules hépato-bronchiques
dans la lithiase biliaire*. Paris, 1885, n° 338.

suppurativé qui peut survenir par extension à la veine porte du processus inflammatoire de la vésicule.

VI° Les fistules *cystico-intestinales* sont de beaucoup les plus fréquentes. Leur fréquence est même plus grande peut-être qu'on ne le soupçonne. Il est probable qu'elles constituent le mode d'élimination habituel des concrétions trop volumineuses. D'ailleurs leurs symptômes sont obscurs, souvent nuls.

Ces fistules peuvent faire communiquer la vésicule avec l'estomac, le duodénum, le côlon.

Les fistules *cystico-gastriques* sont les plus rares. Mossé et Von Schueppel n'en donnent que 5 cas avec autopsies. C'est à des communications de ce genre que Murchison attribue l'expulsion des calculs biliaires par le vomissement (12 observations).

Les fistules *cystico-duodénales* sont moins exceptionnelles. La statistique de Mossé, la plus complète, en rapporte 41 cas.

Le même auteur signale 16 cas de fistules cysticocoliques, et, en outre, trois cas de fistules faisant communiquer la vésicule à la fois avec le côlon et le duodénum.

Ces fistules permettent à des calculs assez volumineux de pénétrer dans l'intestin. Les concrétions peuvent donner lieu à des phénomènes d'obstruction. La distension exagérée, l'ulcération des parois aboutissent parfois à une perforation au niveau de l'intestin grêle ou du côlon, mais surtout de l'appendice vermiculaire. Dans le cœcum ou l'appendice cœcal, les cholélithes, au même titre que tous les corps étrangers, peuvent amener une typhlite ou une pérityphlite.

Dans ces dernières éventualités, l'opportunité d'une intervention chirurgicale est tout indiquée. Mais nous ne pourrions, sans dépasser les limites de ce travail, étudier les conditions dans lesquelles une opération de ce genre pourrait et devrait être tentée.

CHAPITRE III

PHLEGMONS ET FISTULES CUTANÉES CALCULEUSES

Pathogénie. Adhérence de la vésicule à la paroi, et perforation directe. Ouverture de la vésicule dans une cavité péritonéale enkystée intermédiaire. *Phlegmon biliaire :* siège, symptômes, ouverture. — *Fistule.* Anatomie pathologique. Orifices : trajets. Ecoule-
ment variable par l'orifice externe : issue des calculs. — Terminaison.

L'élimination des calculs à travers les parois abdominales est de beaucoup le plus fréquent parmi les modes
anormaux. Aux 89 cas cités par Murchison, Mossé en
a ajouté 32 nouveaux. Nous signalerons les trois cas de
Reichard (Gaz. méd., Strasbourg, 1879, p. 63) de Kem-
per (Indiana med. soc. trans., 1879), de Yeo (Lancet,
1880, p. 203) qui ne figurent pas dans la thèse de
Mossé, et les 9 observations suivantes postérieures à la
publication de son ouvrage.

1881. DAVIS. *Med. Hérald Louisville,* II, p. 101. — MORTON. *Med.
Press and circular.* London, p. 404.

1882. BOOTH. *Lancet.* p. 391. — HUMFREVILLE. *St-Louis. M. S.
J.,* 20 juin.

1883. LINK. *Wien. med. Wchnschr.,* p. 1141 et 1165.

1884. CIATTAGLIA (2 cas) *Soc. ital. di Chir.*, p. 157. — HERR. (fis
tule ombilicale) : *Prakt. Aerzt. Wetzlar*, p. 25. — PASQUIER. *Bull.
méd. du Nord*, p. 313.

Enfin nous avons vu un abcès de la paroi abdominale
ouvert par notre excellent maître le professeur Verneuil,
dans le service de M. Lancereaux, donner passage à des
calculs biliaires. Nous arrivons ainsi à un chiffre de
144 observations, qui certainement est loin de répondre
à la totalité des cas.

Les fistules biliaires externes sont donc assez fréquentes. Tous les auteurs s'accordent à reconnaître qu'on les
rencontre presque exclusivement chez des femmes de
40 ans ou plus. Leur pathogénie est assez variable.

En premier lieu la fistule peut être la conséquence
nécessaire d'une cholécystotomie ; nous étudierons plus
loin cette fistule chirurgicale voulue : nous ne voulons
nous occuper ici que des fistules pathologiques accidentel-
les, de celles qui se produisent spontanément ou à la suite
de l'ouverture d'un phlegmon de la paroi abdominale.

Cet fistules peuvent se présenter dans deux cas. Tantôt
la vésicule n'est pas distendue : elle a le caractère de ce
que nous avons appelé *tumeur calculeuse*. Mais à côté du
processus atrophique, subinflammatoire, qui tend à
transformer en tissu fibreux les parois de l'organe, se
manifeste un processus inflammatoire franc, ou tout au
moins ulcératif. Tantôt, au contraire, la vésicule est distendue soit par rétention biliaire, soit par hydropisie, ou
cholécystite catarrhale, soit par cholécystite suppurée.
Dans le premier cas la vésicule peut adhérer directement
à la paroi, mais le plus souvent l'ouverture de la vésicule

se fait dans un foyer péritonitique enkysté, un cloaque intermédiaire, qui secondairement s'ouvre à l'extérieur, en un point plus ou moins rapproché du siège de la vésicule. Dans le second cas au contraire, la vésicule vient toujours au contact de la paroi abdominale, s'unit à elle par des adhérences inflammatoires, et s'ouvre plus ou moins directement au dehors. Toujours l'ouverture est précédée d'un phlegmon de la paroi, dont l'évolution est plus ou moins rapide.

Ces faits vont nous donner la clef des différences que nous trouverons dans le siège, l'évolution, les caractères des phlegmons ou des fistules.

Phlegmon.— Le point où apparaît le phlegmon est assez variable. Quand la vésicule est modérément distendue, quand la perforation se fait directement, il se montre naturellement dans l'hypocondre droit. Nous verrons plus loin qu'à mesure que se dilate la vésicule, son fond se déplace suivant une ligne oblique dirigée de l'extrémité externe du dernier cartilage costal vers l'ombilic. Dans le cas de distension exagérée, en admettant toujours l'adhérence et la perforation directes, le siège du phlegmon se rapprochera de l'ombilic et pourra même, quoique rarement, siéger un peu à gauche et au-dessous de celui-ci. D'autre part, le phlegmon, parti du point où la vésicule adhère à la paroi, peut ne pas faire saillie directement au dehors : on a vu la collection purulente faire dans l'épaisseur de la paroi abdominale un trajet plus ou moins long avant de s'ouvrir. Le déplacement de l'orifice est rarement bien considérable, et le plus souvent, à la suite de perforation directe, le point culminant du phlegmon sera situé dans le voisinage de la ligne étendue de la partie moyenne du rebord costal à l'ombilic. La disposition anatomique du trajet ombilicalsi bien décrite par M. le professeur Richet, explique cependant l'ouverture assez fréquente du phlegmon à l'ombilic. Lignerolles (1) a bien étudié les faits de ce genre. Notons enfin la présence possible de trajets secondaires pouvant aboutir à des orifices multiples (Th. Anger).

Si, au contraire, avant de s'ouvrir au dehors, la perforation se fait dans un cloaque péritonéal enkysté intermédiaire, le trajet peut être beaucoup plus sinueux. C'est dans ces conditions qu'on voit le phlegmon apparaître dans les points de la paroi abdominale les plus variables. Un des points d'élection est la région para-ombilicale ou l'ombilic même (cas de Mac-Phearson, Am. J. of med. sc., LXI, p. 409 ; de Duckworth, Path. Transact. XXII, p. 157 ; de Duncan, Ed. med. Journ., 1872, Juin, etc., etc.) Exceptionnellement, le phlegmon vient s'ouvrir à l'épigastre, dans la région sous-ombilicale (Mackinder) inguinale (Valentin, Rev. méd. de l'Est, 1880, p. 79) ; ou même au-dessus du pubis (Huguier, Gaz. des Hôp., 1846 ; Th. Anger, Fr. méd., 1879, p. 241 ; Koeberlé, cité par Cyr), du clitoris (V. Schueppel.)

Nous ne faisons que signaler l'observation de Siry (Soc. anat., 1857, p. 259) donnée par Mossé comme un cas d'issue par l'aine, et où le calcul engagé dans l'appendice vermiculaire n'a fait issue dans cette région qu'après

____

(1) LEGUELINEL DE LIGNEROLLES. Thèse de Paris, 1869.

avoir provoqué une inflammation suivie de perforation de l'intestin, et celle de Poirier (Ann. Soc. méd. de Gand, 1883, p. 11) où l'ouverture d'un phlegmon de la fosse iliaque droite donna issue à un grand nombre de calculs biliaires.

Les *symptômes* de ces phlegmons présentent quelques caractères spéciaux, mais souvent insuffisants pour permettre le diagnostic de leur nature. Leur marche est souvent d'une extrême lenteur, et l'on peut voir s'écouler un temps variable entre les premiers accidents, l'apparition à l'extérieur de la tumeur phlegmoneuse, sa fluctuation, son ouverture. Au début, le malade présente des phénomènes en rapport avec l'inflammation et la perforation de la vésicule, douleur plus ou moins vague dans l'hypocondre droit, accès fébriles irréguliers, quelquefois des frissons, etc. Si la perforation se fait directement, la tumeur apparaît aussitôt. Sinon, la douleur persiste : elle est limitée en général à l'hypocondre, mais peut présenter des irradiations en bas, en avant, en arrière, voire même dans l'épaule du côté correspondant. Elle peut simuler la douleur en ceinture de l'ataxie locomotrice. Elle est exagérée par la pression, la palpation, les mouvements respiratoires, la toux, etc. En général elle se calme au bout de quelque temps.

L'examen physique, dans quelques circonstances donne des renseignements utiles. La palpation, quoique douloureuse, fera reconnaître, au-dessous du foie, une masse régulière (vésicule), dure et limitée en cas de tumeur calculeuse, plus élastique, plus volumineuse s'il y a distension de la vésicule. En même temps on pourra trouver un empâtement profond répondant au travail péritonitique, et accompagné d'œdème de la peau, d'exagération de la circulation collatérale. Les signes de la péritonite localisée peuvent aussi exister : vomissements, constipation ou alternatives de constipation et de diarrhée ; entéralgie, urines rares et chargées, pouls petit et irrégulier, dyspnée plus ou moins prononcée. L'état du foie et des voies biliaires est susceptible d'entraîner de l'ictère.

A mesure que l'enkystement péritonéal se parfait, les signes s'apaisent. En même temps on voit apparaître sur la peau, en un des points désignés, une tuméfaction, chaude, rouge, douloureuse, qui peut persister quelque temps ; la fluctuation apparaît : la tumeur se culmine, la peau s'amincit et se perfore.

Le pus qui s'écoule est souvent fétide, mais n'est pas toujours mélangé de bile. Rarement on voit s'échapper des calculs dès les premiers temps. Parfois un flot de bile s'échappe dès l'ouverture du phlegmon, puis la bile ne reparaît plus. D'autres fois, ce n'est qu'au bout de quelques jours qu'on voit apparaître la bile. Des calculs peuvent à ce moment se présenter à l'orifice ou être arrêtés par leur volume. Quand surviennent ces éventualités, le diagnostic est définitivement fixé. En tous cas, la fistule est établie, et ce sont ses caractères qu'il nous faut maintenant étudier.

Fistules. — Les fistules calculeuses cutanées résultent de l'ouverture spontanée ou chirurgicale du phlegmon. Il est inutile de revenir sur le siège de leur orifice externe :

celui-ci est, en général, assez petit ; dans la région ombilicale il lui arrive de présenter des dimensions assez considérables. La fistule peut parfois aboutir à des orifices
multiples. Les bords de l'orifice sont fongueux, saignant
facilement, renversés, ou bien durs et calleux. La peau
environnante peut être décollée, le plus souvent elle est
épaissie, indurée, érythémateuse.

Le trajet est tantôt direct et très court, tantôt irrégulier, anfractueux, sinueux, coupé par des brides, ou
offrant des cavités de dimensions variables sur sa longueur. Il est compris en partie dans l'épaisseur de la
paroi, en partie entre la paroi et le péritoine décollé, en
partie au milieu des adhérences péritonéales. Il présente
des diverticules borgnes, ou des trajets secondaires aboutissant à des orifices distincts.

En haut il communique avec la vésicule par une ouverture généralement petite, quelquefois obturée déjà au
moment où se fait la communication avec l'extérieur.
Des communications secondaires peuvent exister avec le
duodénum ou le côlon.

Nous avons vu que la fistule donnait passage d'abord
à du pus, mêlé ou non de bile. La secrétion purulente se
tarit ou devient rapidement insignifiante. Si le canal cystique est oblitéré, si la communication de la fistule avec
la vésicule n'existe plus, la fistule entretenue par la présence permanente de calculs dans son trajet, ne donne
bientôt plus qu'une sérosité louche et ichoreuse, ou même
incolore.

D'autres fois, la bile s'écoule presque pure et en quantité variable (jusqu'à 2 litres par jour. V. Schueppel). Les

cas extrêmes répondent à l'obstruction du canal cholédoque. L'ictère, qui avait précédé constamment la formation de la fistule disparaît assez vite. Mais les fèces restent décolorées ; après une amélioration sensible due à ce
que la bile n'est plus retenue, on peut comme chez les
animaux porteurs de fistules biliaires expérimentales,
observer de l'amaigrissement, un dépérissement rapide
qu'expliquent les troubles digestifs consécutifs à l'acholie.

La sortie des calculs est souvent tardive. Dans le cas
de Reichardt, l'abcès ne s'était ouvert que deux mois
après les premiers accidents, et la fistule persista deux
mois avant qu'un calcul apparût au dehors. Leclerq
vit s'écouler quinze jours entre l'ouverture de l'abcès et
la sortie des calculs.

Tantôt les calculs sortent d'eux-mêmes par l'orifice
externe : tantôt il sont arrêtés dans leur trajet, soit que
leur volume empêche leur progression, soit qu'ils s'enga-
gent dans un diverticule.

Le nombre et le volume de ces concrétions sont variables. Fauconneau-Dufresne en a extrait une ayant les
dimensions d'un œuf de pigeon.

L'issue des calculs peut se répéter à des intervalles
fort éloignés, et sauf le cas de fermeture spontanée de la
fistule, on ne peut jamais affirmer que l'évacuation soit
achevée.

Parfois, malgré l'écoulement de bile, on ne voit apparaître aucun calcul. Deux hypothèses peuvent alors
être agitées : ou bien, des calculs sont retenus dans le
trajet, ou enclavés dans la vésicule, ou bien, la fistule n'est
pas due directement à l'action des calculs. L'oblitération

du canal cholédoque peut aboutir à l'établissement d'une fistule sans qu'il y ait de calculs dans la vésicule. La seule manière d'éclairer ce diagnostic serait de sonder la fistule. Le moyen est dangereux, et Robert, en 1836, par son seul emploi détermina une péritonite mortelle. Néanmoins avec des précautions il sera possible de constater ainsi, par le choc du stylet, contre un corps dur, crayeux, la présence des pierres.

On peut se demander comment une fistule faisant communiquer la vésicule avec l'extérieur ne donne pas de bile, soit dans les premiers temps, soit pendant toute la durée de son existence. Plusieurs causes expliquent ce fait. Le canal cystique peut être oblitéré par un calcul, ou un néoplasme. Dans ce cas, il est peu probable que l'oblitération cesse, et que la bile, rentrant dans la vésicule, puisse se faire jour à l'extérieur. S'il ne s'agit que d'une occlusion catarrhale, l'ouverture de l'abcès, en diminuant l'inflammation pourra amener la résolution du gonflement des parois, et la bile apparaîtra au bout de quelques jours.

L'ouverture de la vésicule peut s'être refermée. Un calcul enclavé dans le trajet fistuleux peut l'oblitérer ; la diminution du processus inflammatoire rendra cet enclavement moins parfait ; un déplacement du calcul soumis à la pression de la bile rouvrira la voie. Les explications, on le voit, ne manquent pas.

La fistule s'accompagne rarement de symptômes généraux, sauf quand la déperdition exagérée de bile entraîne le marasme, avec diarrhée, vomissements, fièvre hectique.

La fistule parfois se ferme spontanément. La reprise des accidents peut obliger alors à la rouvrir. Souvent elle persiste un temps très long, conservant les caractères que nous lui avons décrits.

CHAPITRE IV

HYDROPISIE ET EMPYÈME DE LA VÉSICULE

Occlusion du canal cystique. — Pathogénie : action directe ou secondaire des calculs ; angiocholite adhésive, sténose cicatricielle ;
angiocholite catarrhale. Entozoaires ; néoplasmes. — Anatomie
pathologique : hydropisie enkystée, empyème. — Symptômes.

Les accidents qu'il nous reste maintenant à passer
en revue reconnaissent un mécanisme tout différent:
ils sont dus à l'oblitération des conduits vecteurs de la
bile. Le plus souvent, cette oblitération est produite par
l'arrêt d'un calcul dans son expulsion à travers les voies
naturelles. Mais des causes diverses peuvent aboutir au
même résultat. Le siège de l'oblitération, a par lui-
même une très grande importance. Si le canal cystique
est oblitéré, la vésicule seule sera séparée du reste du
système biliaire. La bile continue à pénétrer dans l'intestin, et les accidents ont un caractère presqu'exclusivement local. Il n'en est pas de même quand l'occlusion
du canal cholédoque est suivie de tous les phénomènes
de la rétention biliaire. Nous ne parlerons pas ici de
l'occlusion du conduit hépatique, qui s'accompagne des

mêmes troubles généraux que celle du cholédoque, mais n'a pas de retentissement sur la vésicule.

Occlusion du canal cystique. — Les causes de l'occlusion du canal cystique sont nombreuses. Dans la presque totalité des cas, elles dépendent du passage des calculs ; mais l'action de ces derniers. est immédiate ou indirecte. Le calcul même, trop volumineux pour continuer son chemin, s'arrête, s'enclave en un point du col de la vésicule ou du canal cystique. Le calcul est-il gros, arrondi, régulier, sa seule présence interrompt tout passage. Est-il plus petit, de forme irrégulière, l'obstruction, au début, ne sera pas complète : mais la présence du corps étranger déterminera une angiocholite, un gonflement inflammatoire de la muqueuse, qui aura pour double effet de compléter l'occlusion et de parfaire l'enclavement. Le calcul parvient-il à être déplacé, expulsé, il laisse derrière lui une angiocholite adhésive, qui, par la réunion des parois opposées, fermera la lumière du conduit. Sans même qu'il y ait adhésion, les ulcérations causées par le calcul forment des cicatrices rétractiles, dont le résultat sera identique.

Nous avons vu que la fermeture du canal cystique pouvait être due à un simple catarrhe consécutif à une cholécystite. C'est le cas le plus favorable. La cessation du catarrhe met fin à l'occlusion. Mais parfois l'inflammation est assez vive pour amener les mêmes conséquences que le passage des pierres, adhérences ou rétraction cicatricielle du conduit.

A côté des calculs, il importe de signaler les entozoaires

qui, en s'engageant dans le canal cystique peuvent aussi
déterminer son occlusion. Coley (cité par Harley, p. 462),
Meckel (cité par Sébastian), donnent des observations
d'occlusion du canal cystique par des hydatides; Kir_
kland (Inquiry into med. surg., II, p. 186, cité par Rust),
rapporte le cas d'un empyème de la vésicule dû à la présence dans ce conduit d'un lombric vivant.

Enfin des tumeurs limitées au canal cystique, cancer
ou épithélioma, peuvent en déterminer l'occlusion (Murchison : obs. CLXXV). La compression par une tumeur
voisine ou des résidus de périhépatite joue ici un rôle
bien moins important que dans l'occlusion du cholédoque.

Anatomie pathologique. — Un fait domine toute l'histoire de l'occlusion du canal cystique ; la bile cesse d'arriver dans la vésicule (1). La vésicule peut alors s'atro-
phier. Mais, en général, la bile contenue dans la cavité
est résorbée ; il reste des calculs plus ou moins nombreux,
dont le contact avec la muqueuse devient directe. Celle-
ci s'enflamme, et verse dans la cavité des produits de
sécrétion catarrhale qui s'amassent peu à peu. La tumeur
ainsi produite dépasse rarement les dimensions du poing ;
elle peut atteindre un volume considérable, descendre

____

(1) Mossé (p. 62), parle de corps étrangers jouant dans le canal
cystique le rôle de soupape, permettant l'entrée de la bile, en em-
pêchant la sortie, et donnant naissance ainsi à une *tumeur biliaire,*
sans aucune des complications habituelles à cette lésion. L'hypothèse
est ingénieuse; mais le fait doit être rare. Je n'en ai relevé aucune
observation. Kocher a signalé une disposition contraire, permettant
à certains moments, l'évacuation partielle de la tumeur.

jusqu'à l'os iliaque, et même emplir tout l'abdomen,
simulant une ascite. Dans un cas d'Erdmann (1) la ponction de la vésicule biliaire donna, en une seule fois, le
.chiffre de 60 à 80 livres de liquide (!).

Les parois distendues deviennent extrêmement minces,
presque transparentes. La muqueuse perd ses caractères. Elle paraît lisse, luisante : au microscope, on la
trouve recouverte d'une couche d'épithélium pavimenteux, et non plus cylindrique, comme à l'état normal.
En fait, elle prend les caractères d'une membrane séreuse
(V. Schueppel). Les glandules muqueuses, la tunique
musculaire s'atrophient. La paroi quelquefois s'encroute
de cartilage ou de sels calcaires. Il est extrêmement rare
de voir des adhérences s'établir entre le sac et les organes
voisins. Au point de vue chirurgical, ce fait a une grande
importance.

Le liquide contenu est de la sérosité incolore, fluide,
quelquefois légèrement colorée en vert pâle, ou troublée
par la présence de quelques flocons muqueux. Il ne
contient pas d'albumine. On y trouve souvent des calculs nombreux, petits, à facettes.

Le contenu de la vésicule, dès le début, ou à une
époque plus ou moins tardive peut devenir purulent.
Les dimensions de la poche sont alors rarement considérables. Dans un cas de Kocher (2), son volume atteignait
celui d'une tête d'adulte. Les adhérences aux organes
voisins sont ici la règle. Les parois sont épaissies, et

(1) ERDMANN. *Virchow's Arch.*, XLIII, p. 289.

(2) KOCHER. *Correspondenz blatt für Schw. Aerzte,* 1878, VIII,
p. 577, 583.

cependant paraissent moins résistantes. La surface interne est fréquemment exulcérée. Le pus contenu est pur, tantôt louable, tantôt fétide, ou coloré en vert par un mélange de bile. Les calculs qui peuvent exister dans la vésicule sont quelquefois libres, quelquefois fixés à la paroi par des adhérences, quelquefois enclavés dans des diverticules.

Les causes de la transformation purulente, sont le plus souvent inappréciables.

Symptômes. — L'hydropisie ou l'empyème enkystés de la vésicule donnent lieu à quelques signes objectifs communs. Sous le bord inférieur du foie, dans l'hypochondre droit, la palpation permet de reconnaître une tumeur circonscrite, régulière, arrondie, ou mieux pyriforme, élastique et tendue, mais n'offrant qu'une fluctuation incertaine. La vue seule permet quelquefois de reconnaître une déformation de l'hypochondre.

Le volume de la tumeur est variable. En général elle a les dimensions du poing. Elle est alors nettement située dans l'hypochondre droit ; son point culminant est exactement situé au-dessous de l'extrémité externe du dernier cartilage costal. Cette tumeur est mobile, elle suit le foie dans les mouvements respiratoires, la toux, l'éternuement, etc. On peut lui imprimer souvent de légers déplacements latéraux. A mesure que la tumeur s'accroît, elle envahit les régions épigastrique et ombilicale. En même temps elle descend, atteint la crête iliaque, derrière laquelle elle peut s'engager. Dans ce cas, on comprend que la mobilité soit beaucoup moins distincte.

Mais la tumeur entraînée par son poids, attire son pédicule, qui peut devenir appréciable au palper. Les auteurs anglais insistent beaucoup sur la situation de son point culminant, qui se déplace suivant une ligne oblique partant de l'extrémité externe du cartilage costal, et se dirigeant en bas et à gauche pour passer un peu au-dessous de l'ombilic.

Quand la tumeur descend très bas, le palper hypogastrique combiné avec le toucher rectal ou mieux vaginal, permet de reconnaître l'indépendance de l'appareil génital. Kocher a conseillé, avec raison, l'anesthésie, pour pratiquer ce diagnostic; le toucher rectal profond, suivant la méthode de Simon, préconisé par le même auteur, est d'un emploi bien moins avantageux.

La percussion montre une zone de matité dont le siège et la forme sont caractéristiques. En changeant la position du malade, cette zone se déplace fort peu.

Une circonstance qui peut compliquer beaucoup le diagnostic est la présence d'une anse intestinale, interposée entre la partie supérieure de la tumeur et la paroi abdominale (un cas de Lawson Tait). La recherche du pédicule devient impossible, et entre la matité hépatique et celle de la tumeur, on trouve une zone tympanique, qui permet de croire la tumeur indépendante du foie. L'erreur est alors bien difficile à éviter.

Dans l'*hydropisie,* la région n'est nullement douloureuse, même à la palpation : il n'existe aucun symptôme général concomitant.

Dans l'*empyème,* outre la mobilité moindre de la tumeur, on trouve les signes qui accompagnent toute suppuration, fièvre plus ou moins grave, frissons ; la région est sensible ; la paroi abdominale est souvent œdématiée. Ces signes fugaces ne doivent pas être perdus de vue, car si l'hydropisie enkystée est relativement bénigne, il n'en est pas de même de l'empyème qui aboutit fréquemment à la rupture ou la perforation de la vésicule, ou même, par simple propagation du processus inflammatoire, peut devenir le point de départ d'accidents graves.

CHAPITRE V

OBSTRUCTION DU CANAL CHOLÉDOQUE

Causes : 1º Corps étrangers : calculs, parasites. — 2º Sténose cicatricielle et compression par des produits inflammatoires. — 3º Obstruction ou compression par des néoplasmes. — Anatomie pathologique : Rétention biliaire. Atrophie du foie. Tumeur biliaire. — Symptomes: Ictère. Troubles généraux. Fièvre rémittente bilieuse. Symptômes locaux. Tumeur biliaire; augmentation de volume du foie. Marche, durée, terminaison.

Parmi les nombreuses complications de la lithiase biliaire, l'occlusion du canal cholédoque est une des plus graves : son action ne s'exerce pas seulement sur la vésicule, mais sur tout l'appareil biliaire. Elle empêche l'arrivée de la bile dans l'intestin, et en même temps, par la rétention qu'elle cause, elle détermine les accidents généraux les plus redoutables. Aucun traitement médical n'a de prise réelle sur cette complication, et l'intervention chirurgicale doit, le plus souvent, se borner à être palliative.

L'obstruction du canal cholédoque est complète ou incomplète, permanente ou temporaire. De l'occlusion temporaire, celle qui produit l'ictère dit catarrhal, ou celle qui, par le passage plus ou moins rapide des calculs dans la colique hépatique, par la compression due par exemple, à l'utérus gravide, s'accompagne d'ictère passager, nous ne dirons que peu de chose. Nous n'insisterons guère plus sur l'occlusion incomplète qui, d'ailleurs, n'est le plus souvent qu'un stade aboutissant à l'occlusion complète. Nous aurons surtout en vue, dans cette description, l'occlusion permanente et complète, celle qui menace, à bref délai, l'existence même du malade.

Étiologie. — Avec Von Schueppel, on peut diviser les causes d'obstruction du canal cholédoque suivant leur situation ou leur caractère pathologique. Dans le premier cas, on a à considérer trois catégories de causes siégeant : 1° *dans la cavité* du conduit ; 2° *dans ses parois* ; 3° *hors du canal* qui, quoique sain par lui-même, est comprimé et imperméable. Quelques causes, à la vérité, agissent suivant les trois modes ; un cancer, par exemple, pourra comprimer le canal, infiltrer ses parois, et envoyer des végétations dans sa cavité. Dans le second cas, nous aurons encore à étudier trois classes de causes : 1° les *corps étrangers* ; 2° les *processus inflammatoires* qui peuvent agir en siégeant dans les parois ou dans les tissus circonvoisins ; 3° les *néoplasmes*, dont le mode d'action est très variable.

1° *Corps étrangers obstruant la lumière du conduit.* — Les *calculs* venant de la vésicule biliaire, exceptionnellement du canal hépatique, jouent, dans cette catégorie, le rôle de beaucoup le plus important. L'arrêt du calcul est relativement plus rare dans le canal cholédoque que dans le canal cystique : les dimensions de ces deux conduits donnent, de ce fait, une explication suffisante. Mais après avoir franchi le canal cystique, les concrétions trouvent encore à franchir un point extrêmement étroit, l'orifice qui fait communiquer le canal cholédoque avec le duodénum, le pore biliaire. Généralement, l'arrêt est passager ; poussé par la bile amoncelée derrière lui et soumise à des pressions d'autant plus élevées dans les mouvements thoraciques, le calcul finit par franchir l'obstacle.

Néanmoins, si l'arrêt persiste quelque temps, si la concrétion est irrégulière, lä muqueuse du conduit s'enflamme, produit des néo-membranes, et encapsule le corps étranger. L'enclavement se parfait. Le processus inflammatoire, en s'accentuant, peut déterminer des ulcérations qui permettent le passage de la bile, et même la mobilisation de l'obstacle : ce dernier siège-t-il à l'extrémité même du canal, dans l'épaisseur de la paroi duodémale, il finit par tomber dans l'intestin : tous les accidents cessent. Siège-t-il plus haut, la rupture du conduit et ses conséquences graves sont à redouter. Le plus souvent, la paroi enflammée s'épaissit, devient fibreuse, rétractile, s'applique sur le canal. L'occlusion est définitive.

Lorsque le calcul est peu volumineux, ou de forme irrégulière, l'occlusion est incomplète. La bile passe entre l'obstacle et la paroi. L'occlusion secondaire par phénomènes inflammatoires est à redouter.

Les *parasites* occupent, loin derrière les calculs, la deuxième place parmi les causes d'obstruction.

Les échinocoques jouent ici le rôle le plus important. Depuis Davaine, on sait que les échinocoques ne se développent jamais primitivement dans une cavité tapissée par une muqueuse. Cependant le cas rapporté par Musehold (1), ne peut guère être interprété qu'en admettant le développement simultané de vésicules hydatiques dans le canal cholédoque, la vésicule biliaire et le foie. Plus souvent un kyste hydatique du foie se rompt dans les voies biliaires, et les vésicules filles, viennent s'amasser dans le canal cholédoque. Les observations XXXI, XXXII, XXXIII, XXXIV, de Murchison (2), se rapportent à des cas de ce genre.

L'obstruction est souvent passagère, la bile tendant à pénétrer dans les sacs et y tuant les hydatides : les vésicules sont alors rejetées.

Les distomes, si fréquents dans les voies biliaires du mouton, sont rares chez l'homme. Davaine (p. 252), rapporte le cas d'une petite fille de 8 ans, qui mourut, à Milan, de rétention biliaire avec convulsions, et à l'autopsie de laquelle on trouva dans le canal cholédoque une poche contenant 5 distomes.

Les observations de distomes hépatiques ou lancéolés et de Bilharzia hœmatobia, citées par Frerichs (3) ne rentrent pas dans notre sujet.

Des lombrics peuvent pénétrer de l'intestin dans le canal cholédoque, et en déterminer l'occlusion. Dans un

(1) MUSEHOLD. Diss. inaug., 1876 (cité par V. Schueppel).
(2) MURCHISON. *Maladies du foie* (trad. Cyr.), p. 111 et suiv.
(3) FRERICHS. *Maladies du foie* (tr. fr.), p. 811.

cas de Lieutaud (1), le canal cholédoque était complètement obstrué par un ascaride. Broussais (2) et Bona-
parte, de Pise (cité par Frerichs) ont rapporté chacun
une observation semblable. Pellizzari (cité par Davaine),
a vu six ascarides ayant pénétré à moitié dans le canal
cholédoque oblitérer complètement son orifice (qui devait
être singulièrement dilaté). Murchison (p. 353), se rap-
pelle avoir vu au musée de l'hôpital général de Vienne,
une pièce (n° 1,312), montrant le cholédoque dilaté et
rempli par une masse de lombrics.

Davaine admettait que les ascarides pénétraient par le
pore biliaire dilaté au préalable par le passage d'une
concrétion. La prédilection de ces entozaires à s'introduire dans les orifices les plus étroits, rend, d'après
V. Schueppel, cette restriction inutile. On les a vu passer
par une fistule cystico-duodénale et venir secondairement
dans le canal cholédoque.

Enfin, on a signalé la présence dans le canal cholédoque de débris alimentaires provenant de l'intestin. (Cas
de Saunders : pepins de groseille (?), cité par Barth et
Besnier.)

En somme, de toutes ces causes, la seule fréquente est
l'enclavement d'un calcul. Les autres ne constituent guère
que des raretés pathologiques.

2° *Sténose et occlusion par processus inflammatoires
et production de tissus cicatriciels*. — Les obstructions

(1) Lieutaud. *Historia anat. med. Parisiis,* 1767, T. I, p. 210 (cité
par Frerichs).

(2) Broussais. *Phlegmasies chroniques,* III, p. 272.

relevant de cette catégorie de causes peuvent être considérées comme typiques. Complètes et permanentes, elles agissent sans l'intervention de causes générales ou diathésiques, ni de complications étrangères. Leur genèse, leur nature, leur mode d'action sont assez variables.

Le canal peut sembler imperforé ou du moins fermé par un diaphragme complet. A la suite d'une ulcération étendue à toute la circonférence du canal, les surfaces ulcérées, directement ou par les bourgeons, se réunissent et ferment le conduit. L'obstacle siège en général près de l'extrémité intestinale du cholédoque.

Murchison (obs. CXXII et p. 357), a vu la cicatrisation d'un ulcère rond du duodénum amener l'occlusion du pore biliaire.

Plus souvent on rencontre un véritable rétrécissement comparable à ceux de l'urètre, et formé par un épaississement fibroïde limité de la muqueuse ou du tissu sous-jacent. La cavité du conduit est réduite à une fente étroite, un orifice en forme de point, admettant une fine sonde après la mort, mais qu'obstruait complètement, pendant la vie, la muqueuse gonflée. Parmi ces rétrécissements les uns sont cicatriciels, les autres sont dus à l'extension au tissu fibreux de la paroi d'une inflammation extérieure.

La néoformation de tissu fibreux peut encore siéger hors du conduit, être due à une périhépatite. Les adhérences de la périhépatite tendent à s'organiser et à se rétracter. On comprend que leur disposition puisse être telle qu'il en résulte une sténose du conduit.

Enfin dans cette catégorie, il nous suffira de signaler les cas d'oblitération congénitale du cholédoque ;

3° *Néoplasmes*. — Dans des cas exceptionnels la cause de l'obstruction est un néoplasme bénin dépendant de la muqueuse du conduit. Von Schueppel, rapporte d'après Albers un cas d'Ehrmann, où tous les accidents d'occlusion du cholédoque étaient dus à la présence dans ce conduit d'un fibrome du volume d'un haricot. Pozzi (1), raconte qu'un malade présentant tous les signes d'obstruction cholédoque, après l'emploi d'un drastique, fut subitement soulagé, et dans les selles colorées pour la première fois, rendit, le 87e jour de sa maladie, « un corps « mou, rouge brun, très vasculaire, du volume d'une « amande, du poids de 6 grammes, formé de tissu con- « jonctif avec quelques globules adipeux, recouvert d'é- « pithélium pavimenteux, se terminant par un pédicule « où se voyaient quelques fibres musculaires lisses. Ce ne « pouvait être qu'un polype fermant l'ouverture du « cholédoque. » Dès ce jour, la guérison fut rapide et complète.

Les cancers primitifs du canal cholédoque ne sont pas très fréquents. M. Bradbury (2), en a montré un cas, le 1er mai 1886, à la Société médicale de Cambridge. Il a affirmé n'en connaître aucune autre observation. Mais l'extension à ce conduit de cancers de la vésicule, du foie, du péritoine, de l'épiploon, du duodénum, du pancréas sont loin d'être rares.

---

(1) Pozzi (G.). *Gazz. méd. ital. lomb.*, Milano, 1880, II, p. 389.
(2) Bradbury. *In Semaine médicale*, 1886, n° 18, 5 mai, p. 187.

Sans être envahi, le conduit peut être comprimé par les tumeurs développées dans ces divers organes, surtout par les cancers du duodénum (Murchison, obs. CXXVII, CXXVIII, CXXX; Frerichs, obs. VI, p. 141; Van der Byl, cité par Harley, p. 481 ; Bristowe et Schreiber (Von Schueppel), et du pancréas (Murchison, obs. CXXV, CXXVI; Todd et Douglas, cité par Harley, p. 467). Une simple sclérose de la tête du pancréas peut avoir la même action qu'un cancer. Ellis (1), en donne un exemple. La tumeur n'a pas besoin d'être très volumineuse. Wyss (2), a montré, en effet, que chez un quart des sujets environ, le cholédoque était de toutes parts entouré par la substance du pancréas. D'après le même auteur, la simple dilatation du canal de Wirsung, a pu dans un cas être une cause d'obstruction.

Les tumeurs du foie, la dégénérescence cancéreuse des ganglions sous-hépatiques, les cancers de l'estomac, du péritoine, les néoplasmes rétro-péritonéaux, les tumeurs même du rein droit (Copland, cité par Murchison), les tumeurs stercorales, les kystes de l'ovaire, les fibromyomes utérins ont tour à tour été signalés comme causes de compression et d'obstruction cholédoque. Quelques observations montrent que des anévrysmes de l'aorte abdominale (cas de Hutton) (3), de l'artère hépatique (4), de l'artère mésentérique supérieure (5), peuvent jouer le même rôle.

(1) ELLIS. *Boston M. S. Journ.*, 1877, 8 nov.
(2) WYSS. *Wirchow's Arch.*, XXVI, p. 454.
(3) In STOKES. *Diseases of the Heart and Aorta*, p. 633.
(4) FRERICHS, en donne 2 cas, p. 710.
(5) GAIRDNER. *Clin. Medicine*, 1862, p. 504.

Rappelons, enfin, que Sims a vu la distension de la vésicule biliaire par obstruction du canal cystique venir comprimer le cholédoque. Dans un cas de Courvoisier, la pierre enclavée dans le canal cystique comprimait indirectement le canal commun.

Niemeyer a fait voir que certaines modifications dans la position du foie pouvaient, par la courbure du cholédoque, être une cause de rétention. Wirchow (1), a expliqué par ce mécanisme l'action de la grossesse.

Anatomie pathologique. — Nous ne voulons examiner ici que les modifications secondaires subies par l'appareil biliaire, et surtout par la vésicule à la suite de l'occlusion du cholédoque. L'énumération des causes nous a suffisamment renseignés sur ce qui se passe au siège même de l'occlusion.

La première conséquence de cette occlusion est l'arrêt du cours de la bile, qui, continuant à être sécrétée, distend les voies biliaires. La dilatation parfois brusque, ordinairement graduelle, porte surtout sur la vésicule et les gros canaux vecteurs. Elle s'étend souvent jusqu'aux dernières ramifications biliaires.

Si l'obstacle siège à l'extrémité du canal cholédoque, celui-ci est dilaté le premier. Non seulement il augmente de calibre, jusqu'à 5 centimètres de diamètre, mais encore, il subit un allongement plus ou moins considérable. V. Schueppel l'a vu atteindre 13 centimètres de long. Son extrémité fait quelquefois saillie

(1) WIRCHOW. *Gesammelte Abhhndl.* Frankf.. 1857, p. 756 et 777.

dans le duodénum. Laissons de côté pour le moment, les modifications de la vésicule. Les conduits hépatiques offrent les mêmes modifications que le cholédoque ; accroissement du diamètre et allongement. Les derniers canaux biliaires intra-hépatiques apparaissent à la surface, volumineux. Quant aux canaux capillaires, tantôt ils sont uniformément distendus, tantôt ils présentent des dilatations ampulliformes.

A la première période, le volume du foie est notablement augmenté. Il paraît coloré en vert, et la section fait écouler une quantité considérable de bile. Plus tard, la rétention détermine des modifications phlegmasiques ; Les parois des canaux s'enflamment : l'angiocholite est suivie d'une prolifération du tissu conjonctif, d'une cirrhose biliaire. A cette cause d'atrophie vient se joindre la compression exercée par les dilatations ampulliformes que nous avons mentionnées. Aussi le foie diminue-t-il de volume. La sécrétion biliaire est totalement arrêtée. Le liquide que contiennent les canaux peut même être en partie resorbé. Lorsque l'angiocholite et la cirrhose en sont là, toute intervention est devenue inutile. Aussi nous suffit-il de signaler ce point ; nous allons revenir à la partie de la question qui nous intéresse spécialement, aux modifications qu'éprouve la vésicule biliaire.

Tumeur biliaire. — Aussitôt que le cours de la bile est interrompu, celle-ci, à moins d'obstruction concomittante du canal cystique, tend à refluer dans la vésicule. La structure musculaire de ses parois permet à

cet organe de lutter quelque temps contre la dilatation.
Il est peu problable que la pression de la bile soit suffisante pour venir à bout de cette résistance, encore aug-
mentée par l'hypertrophie compensatrice rapide de la
couche contractile. Mais, quoique modérée, la distension agit sur la muqueuse, et détermine une cholécystite diffuse. Suivant la loi établie par Stokes, le plan
musculaire sous-jacent à la muqueuse enflammée, se
trouve paralysé. Rien ne s'oppose plus, dès lors, à la
distension qui peut atteindre des dimensions considérables. Il est vrai qu'à ce moment, la sécrétion biliaire
est à peu près arrêtée par la pression même à laquelle sont
soumis les liquides contenus dans les voies biliaires. Aussi
l'accroissement de la vésicule est-il d'ordinaire très lent.

Les parois de la vésicule distendue sont très amincies :
la couche musculaire s'atrophie : la muqueuse est irrégulière, et présente de petits diverticules dus à la
dilatation des glandules muqueuses.

Au début, le liquide contenu est de la bile pure. A
mesure que la sécrétion biliaire se ralentit et s'arrête, à
la bile viennent se mêler les produits catarrhaux de
l'angiocholite et de la cholécystite. Au bout d'un certain
temps, les éléments de la bile disparaissent et on ne
trouve plus qu'un liquide muqueux, trouble, louche, fai-
blement coloré en vert pâle. Frerichs, dans un cas (p. 112),
a fait l'examen chimique d'un liquide de ce genre. Il ne
contenait aucun sel biliaire : sa réaction était légèrement alcaline : sa composition était : Eau 98,20, et parties solides 1,80, dont mucus 0,65, alcalis 0,07 et sels
terreux 8,08.

Inutile d'ajouter qu'on trouve presque toujours dans le liquide des calculs.

La quantité de liquide peut être considérable. Winiwarter a donné issue par une seule ponction à 6 litres, et Barlow après 8 jours d'occlusion, a trouvé 8 litres dans la vésicule. La rupture de la vésicule est possible mais rare. Le malade succombe le plus souvent aux accidents de la cholémie.

Il n'est pas nécessaire de décrire ici les lésions générales qui dépendent de la cholémie. Néanmoins nous croyons devoir rappeler que les reins sont rapidement atteints de néphrite diffuse (1), et que, malgré la suppression, même hâtive, de l'obstacle, il n'en reste pas moins des lésions irréparables du côté de la sustance hépatique et des reins.

Séméiologie. — De tous les symptômes de l'occlusion du cholédoque, la tumeur biliaire est celui qui nous offre le plus grand intérêt. Néanmoins la connaissance des signes concomittants est indispensable au diagnostic, et nous devons en présenter tout au moins le tableau.

La cause de l'obstruction, par sa nature, influe sur le début. S'agit-il d'une affection étrangère, d'un cancer, d'une périhépatite, les signes propres de l'affection causale pourront masquer ceux de l'occlusion, ou tout au moins les dénaturer.

Si l'occlusion est due à l'enclavement d'un calcul, ou à une sténose inflammatoire ou cicatricielle, les signes

(1) Decaudin. Thèse de Paris 1877.

apparaissent avec leurs caractères particuliers beaucoup mieux marqués.

Le premier de ces symptômes est l'*ictère*, avec toutes ses conséquences. L'ictère s'établit plus ou moins vite suivant que l'occlusion est au début complète ou incomplète. Cet ictère est permanent, et ses variations sont peu importantes. Il s'accompagne comme toujours de démangeaisons intolérables, parfois de xanthelasma (Erasmus Wilson), de troubles digestifs, anorexie, état saburral, sensations gustatives anormales, dyspepsie, flatulence, hoquet, état nauséeux, etc. (1). La décoloration complète des selles est le signe le plus probant de l'arrêt de l'excrétion biliaire. Cette décoloration peut être masquée par du melæna. On sait combien les troubles hépatiques prédisposent aux hémorrhagies (Verneuil). L'occlusion concomittante des canaux pancréatiques donne aux selles un caractère graisseux tout particulier.

Les urines sont chargées, colorées, les reins devant suppléer le foie : les réactions de Gmelin et de Pettenkoffer y décèlent la présence des pigments et des acides biliaires.

Le ralentissement du pouls, les souffles cardiaques, décrits par mon excellent maître le professeur Potain, et par Gangolphe (2), témoignent de troubles circulatoires, que viennent confirmer la tendance aux hémorrhagies (pétéchies, épistaxis, melæna, etc.).

(1) Voir pour toutes les complications de l'ictère chronique, l'excellent travail de STRAUSS. *Des ictères chroniques.* Paris, 1878.

(2) GANGOLPHE. *Du souffle mitral dans l'ictère.* Th. Paris, 1875.

Du côté du système nerveux, signalons la céphalée, l'humeur irritable, la faiblesse croissante des patients. La xanthopsie est rare et fugace.

Il faut accorder une mention spéciale aux troubles de l'appareil respiratoire, et surtout à la congestion pleuro-pulmonaire que Gueneau de Mussy (1), Fabre de Marseille (2) et Habershon (3) ont signalés ici comme dans tous les cas d'irritation de l'appareil hépatique.

L'amaigrissement, la dépérition rapide des malades sont très considérables, et peuvent aboutir à un véritable marasme.

Enfin, à une période avancée, la fièvre rémittente bilieuse, si bien décrite par le professeur Charcot, se présente avec ses caractères tranchés, ses accès irréguliers, peu prononcés ; elle se distingue de la fièvre palustre par le type des accès, rémittents et non intermittents, apparaissant de préférence le soir ou la nuit ; le taux de l'urée diminue pendant l'accès, contrairement à ce qui se passe dans la fièvre intermittente vraie. La quinine n'a aucun effet sur la fièvre hépatique : peut être administrée chez un paludique, pourra-t-elle amener une amélioration passagère et trompeuse. On doit se tenir en garde contre cette cause d'erreur.

Pour l'étude détaillée de la fièvre rémittente nous renvoyons aux leçons du professeur Charcot et au travail de Strauss.

(1) GUENEAU DE MUSSY. *Clin. méd.*, t. II, p. 73.
(2) FABRE. *Relat. pathog. du syst. nerv.*, p. 17.
(3) HABERSHON. *Diseases of the liver.*

Les symptômes locaux de l'obstruction du cholédoque, ceux que la palpation ou la percussion, souvent même l'inspection simple permettent d'apprécier, sont l'*augmentation de volume du foie* et la *tumeur biliaire*.

Le premier de ces signes est facilement perceptible au début. La matité hépatique dépasse notablement le rebord costal. Les doigts recourbés peuvent, à travers la paroi, sentir le bord de l'organe, moins tranchant qu'à l'état normal, uniformément résistant. En même temps il y a dans l'hypocondre une sensation de pesanteur insolite.

Dans les cas d'occlusion du canal hépatique, les signes que nous avons étudiés jusqu'ici apparaissent. L'occlusion cholédoque s'en distingue exclusivement par la *tumeur biliaire*. On voit bientôt se dessiner dans l'hypocondre une tumeur globuleuse, rénitente, assez nettement fluctuante, qui s'accroît d'abord lentement, puis à partir du moment où la résistance musculaire est vaincue, peut atteindre rapidement de grandes dimensions. Cette tumeur offre tous les caractères que nous avons étudiés dans la dilatation de la vésicule. Nous n'y reviendrons pas. Cependant, on a vu cette tumeur subsister après la cessation des accidents et le retour à la santé. Dans ce cas, la simple pression suffit à vider la tumeur. Il faut admettre que la vésicule en vertu de son atonie acquise a perdu la propriété de revenir sur elle-même, et d'expulser les liquides qui s'accumulent dans sa cavité. Cyr (1) a donné de ce fait une observation intéressante.

(1) Cyr. *Affection calculeuse du foie.* Paris, 1884, p. 212.

Si la cause de l'obstruction, spontanément ou par suite d'une intervention chirurgicale, n'est pas supprimée, les acccidents cholémiques aboutissent fatalement à la mort. A la dernière période, on peut voir diminuer l'ictère par atrophie complète du foie : puis survient un état typhoïde, avec coma ou délire, convulsions, carphologie, etc. En un mot, l'urémie vient s'ajouter aux lésions préexistantes ; le foie atrophié ne peut plus remplir les fonctions uro-poïétiques, et le rein, atteint secondairement, est impuissant à le suppléer.

La durée de l'affection serait intéressante à apprécier. Elle varie suivant la nature de l'occlusion. Dans les cas d'occlusion complète congénitale, la mort survient au bout de quatre ou cinq semaines au plus. Dans l'occlusion complète, acquise, et due à des causes qui n'ont par elles-mêmes aucune action directe sur l'organisme, il y a à prendre en considération, les troubles digestifs qui résultent de l'absence de bile, la cholémie et l'urémie. La prépondérance de l'un de ces facteurs peut fortement modifier le pronostic. Si les reins fonctionnent activement, l'occlusion peut durer, chez un sujet sain, un temps assez long, jusqu'à quatre ans (Budd) et même six (Murchison). Barth et Besnier parlent d'un enfant qui, après six ans de rétention complète de la bile, finit par guérir. Le plus souvent, après un délai de six à neuf mois, les symptômes annonçant l'atrophie du foie apparaissent ; les reins se prennent et la terminaison fatale aboutit rapidement.

Depuis J.-L. Petit on sait que tous les accidents dus à la rétention biliaire sont sujets à disparaître spontanément. Cette heureuse terminaison n'est possible que si la cause d'obstruction est un calcul enclavé, que la pression biliaire, et mieux, l'ulcération de la muqueuse auront mobilisé et poussé dans le duodénum.

CHAPITRE VI

DIAGNOSTIC DES TUMEURS DE LA VÉSICULE BILIAIRE

Siège de la tumeur. Diagnostic différentiel : abcès, kystes hydatiques et cancer du foie ; tumeurs de la paroi, du péritoine, de l'intestin, du pancréas, de la rate ; hydronéphrose ; rein mobile ; ascite ;
kystes de l'ovaire. — Nature de la tumeur. Tumeurs solides : cancer
de la vésicule ; tumeur calculeuse. Collections liquides : hydropisie,
empyème, tumeur biliaire. — Causes d'obstruction des conduits
cystique et cholédoque : leur diagnostic.—Ponction et incision exploratrices.

L'étude minutieuse des symptômes locaux et généraux, l'exploration attentive de l'abdomen, et plus particulièrement de l'hypocondre droit, ont fait reconnaître
l'existence d'une tumeur. Le diagnostic doit maintenant
répondre aux trois questions suivantes : 1° la tumeur
dépend-elle de la vésicule ? 2° quelle est sa nature ?
3° quelle est sa cause ?

I. Nous avons déjà mentionné les signes qui permettent
de localiser une tumeur dans la vésicule. Nous avons
parlé de sa situation, de la ligne oblique chondro-costo-
ombilicale avec laquelle sa partie culminante est en
rapport, de sa forme effilée à la partie supérieure, de sa

mobilité latérale, des déplacements qu'elles subit dans les mouvements respiratoires. Mais ses caractères ne sont pas toujours aussi prononcés ; il peut exister des anomalies de situation, de forme, etc., qui compliqueront le diagnostic.

La paroi abdominale, par son épaisseur, sa rigidité apporte quelquefois à l'examen un obstacle sérieux. Il sera souvent indiqué d'anesthésier le malade pour pratiquer l'examen. Cette méthode a d'ailleurs l'avantage de mettre en garde contre les tumeurs dites imaginaires. Dans un cas récent du service de M. Verneuil, on croyait sentir une tumeur, que plusieurs chirurgiens éminents avaient déclaré être un kyste hydatique du foie ; l'emploi du chloroforme fit disparaître la tumeur, qui n'était autre que le foie lui-même déplacé par une contraction permanente du diaphragme. Le sujet était une fillette d'une douzaine d'années, très alcoolique malgré son âge, et, en outre, atteinte de scoliose.

De nombreuses affections abdominales peuvent facilement induire en erreur. Aussi devrons-nous considérer trois cas, suivant : A. que la vésicule n'a pas dépassé le volume du poing ; B. qu'elle atteint l'ombilic ; C. qu'elle semble emplir toute la cavité abdominale.

A. *La vésicule a un volume limité.* — Les trois affections qu'il est nécessaire d'éliminer sont : 1° les kystes hydatiques ; 2° les abcès du foie ; 3° les cancers du foie.

Le diagnostic de kystes hydatiques du foie est souvent très difficile. On sait combien peu il faut compter sur le frémissement hydatique. La forme de ces kystes est, en général, nettement hémisphérique ; leur base au niveau du bord inférieur du foie est large ; en un mot ils n'ont pas l'aspect pyriforme, vaguement pédiculé, des tumeurs de la vésicule. Mais l'indolence, la marche des deux affections est la même ; elles peuvent être suivies des mêmes complications. La forme même des kystes hydatiques peut simuler celle des tumeurs de la vésicule. Dans ces cas, à moins que l'affection primitive dont la tumeur de la vésicule dépend, ne se révèle par des signes particuliers, le diagnostic ne pourra être fait qu'au moyen des procédés spéciaux, ponction ou incision exploratrice, sur lesquels nous aurons à revenir.

Le diagnostic des abcès du foie est généralement plus facile. D'abord cette affection est très rare dans nos climats. La tumeur, dure au début, se ramollit ensuite, tandis que la tuméfaction de la vésicule biliaire augmente de consistance à mesure que se distend la cavité cystique. La région est très douloureuse. La tuméfaction est plus diffuse. Il y a des troubles généraux graves, fièvre, frissons, etc. Quand la tumeur biliaire ou l'hydropisie s'accompagnent de cholécystite suppurée, on comprend que la difficulté du diagnostic soit fort accrue.

Les cancers de la face inférieure et du bord tranchant du foie seront exclus par la forme arrondie des excroissances, la multiplicité des nodules, et la cachexie, qui cependant existe aussi dans les néoplasmes de la vésicule et les occlusions cancéreuses des conduits vecteurs.

Il est des cas où le diagnostic est impossible, comme dans cette observation où Andral (1) vit une tumeur glo-

(1) ANDRAL. *Arch. gén. de Méd.*, 1ᵣₑ série, T. II (cité par Cyr).

buleuse apparaître, dans l'hypocondre, et s'accroître pour ainsi dire à vue d'œil. Le malade mourut en trois semaines, et l'autopsie, au lieu de la tumeur biliaire diagnostiquée, montra un cancer du foie. Rappelons encore le cas de Trousseau, dans lequel il était impossible de ne pas prendre pour la vésicule distendue un lobule irrégulier du foie. « On voit d'ici, ajoute Trousseau, l'embarras du chirurgien qui aurait osé porter une main téméraire sur cette prétendue vésicule, en vue d'évacuer les calculs supposés. » L'embarras, aujourd'hui, serait à coup sûr bien moindre que ne le craignait Trousseau.

B. *La vésicule distendue s'étend jusqu'à la région ombilicale.* — Il nous faudrait répéter ici ce que nous avons dit des caractères de la tumeur dans le cas précédent. Nous avons vu plus haut la forme de la tumeur et son attache au foie masquée par l'interposition d'une anse d'intestin entre sa partie supérieure et la paroi. C'est là une des circonstances qui peuvent compliquer le plus le diagnostic.

Outre les kystes hydatiques que nous avons déjà mentionnés, les tumeurs qui peuvent prêter à confusion dépendent de la paroi, du péritoine, de l'épiploon, de l'intestin, du pancréas, de la rate ou du rein droit.

Les tumeurs de la paroi, fibromes ou sarcômes sous-péritonéaux, seront facilement éliminés.

Du côté du péritoine on peut avoir à considérer des foyers de péritonite partielle, ou des néoplasmes. La péritonite sous-hépatique enkystée a une marche tellement spéciale, et, en général, un début si caractéristique qu'il nous semble inutile de nous y arrêter. Quant aux tumeurs du péritoine, ce sont surtout celles du grand épiploon qui pourraient amener une erreur. Mais les lipomes, les kystes hydatiques, les nodules cancéreux sont généralément multiples, et présentent une forme bosselée et irrégulière.

Le cancer de l'intestin s'accompagne de signes particuliers qui ne laissent que peu de place à une méprise. Les tumeurs stercorales, et surtout la réplétion du côlon doivent toujours être présentes à la pensée ; mais on vient facilement à bout de cet accident, qui d'ailleurs s'accompagne en général de signes d'obstruction intestinale plus ou moins prononcés.

Les kystes du pancréas sont rares ; leur siège profond les rend beaucoup moins accessibles que les tumeurs de la vésicule. L'erreur ne pourrait avoir lieu que si ces kystes étaient très volumineux ; ils s'accompagneraient alors de signes fonctionnels, stéarrhée (selles graisseuses), lipurie, glycosurie fréquente, etc. Quant au cancer, nous savons quel rôle il peut jouer dans la production des dilatations cholécystiques.

Le diagnostic des kystes de la rate peut être assez difficile. Voici le procédé que recommande Péan (1) : « Pour « différencier un kyste de la face inférieure du foie d'un « kyste splénique, il faut déterminer avec précision les « limites de la rate au moyen de la percussion. L'interpo- « sition d'une zone sonore, due à la présence de l'esto- « mac ou d'une anse intestinale, entre la matité due à

____

(1) PÉAN. *Tumeurs de l'abdomen*, p. 1005.

« la rate et celle qui appartient à la tumeur, donnerait
« de fortes présomptions en faveur d'un kyste (dépen-
« dant) du foie, car en cas de kyste de la rate, l'interpo-
« sition de la zone sonore disparaîtrait ».

Les seules tumeurs dépendant du rein que nous croyons
devoir mentionner ici sont l'hydronéphrose et le rein
mobile. Pour être une cause de confusion, l'hydronéphrose doit avoir acquis un volume considérable. Elle s'accompagne alors de troubles urinaires sur lesquels il me
paraît difficile que l'attention ne soit pas appelée. Le
rein mobile est rare. Lawson Tait en nie même la réalité.
Et cependant, dans une observation de Kocher (1), l'erreur a été commise. Il est un moyen simple de l'éviter.
Lorsqu'on a reconnu la présence de la tumeur à la partie antérieure de l'abdomen, s'il s'agit d'un rein mobile,
l'exploration et la percussion doivent montrer l'absence
de l'organe dans la région lombaire.

G. *La tumeur semble occuper toute la cavité abdominale.*
— Le diagnostic ne peut guère se faire ici que par exclusion, et en tenant compte de la marche de l'affection. Le
caractère enkysté de la collection, son immobilité relative quand on déplace le malade, sa situation en avant
de la masse intestinale permettront d'éliminer l'ascite.
Le diagnostic avec le kyste volumineux de l'ovaire est
plus difficile, et l'erreur a souvent été commise, par
exemple, dans le cas de Blodgett (2). Cependant l'interro-
gatoire de la malade permettra de s'assurer que la tu-

(1) KOCHER. *Corresp. bl. f. Schweiz Aerzte.* 1878, VIII, p. 577.
(2) BLODGETT. *Homœopath. Times.* New-York, 1879-80, VII, p. 83.

meur ne s'est pas développée de bas en haut. Le toucher vaginal montrera l'indépendance absolue de l'utérus, presque toujours immobilisé dans ces kystes ovariens volumineux.

Mais, il importe de le répéter, dans ces cas, le diagnostic différentiel peut être extrêmement difficile, et la ponction ou l'incision exploratrices seront le plus souvent nécessaires pour pouvoir l'établir.

II. *Quelle est la nature de la tumeur?* — Nous avons pu reconnaître que la tumeur dépendait de la vésicule : nous devons maintenant déterminer sa nature. Dans ce but, notre premier soin sera de rechercher si la tumeur est, ou non, fluctuante. Cette recherche n'est pas toujours facile. Dans les petites tumeurs liquides, peu accessibles, la fluctuation est plus ou moins nette, tandis que les cancers mous peuvent donner lieu à une fausse fluctuation difficile à discerner. Néanmoins, un examen soigneux nous permettra de reconnaître si la tumeur est fluctuante ou non, en d'autres termes, si elle est solide ou liquide.

Les seules tumeurs solides que nous puissions trouver ici sont les tumeurs calculeuses et les cancers. La *tumeur calculeuse* est dure, irrégulière, bosselée, indolente à la pression, et provoquant spontanément, non des douleurs, mais des sensations vagues de pesanteur et de tension. Parfois, la palpation fera sentir ce froissement spécial qu'a indiqué J.-L. Petit, ou bien le malade, en se retournant dans son lit, sentira le mouvement de translation d'un corps dur passant d'un côté du corps à l'autre. Les signes concomittants de la cholélithiase, crises, ictère, etc., peuvent avoir existé ; mais aussi, il n'est pas rare qu'ils ne se soient jamais montrés. Le volume de la tumeur est stationnaire.

L'apparition d'une cholécystite catarrhale ou suppurée, d'une péritonite péricystique, viendra modifier ce tableau et rendra le diagnostic beaucoup plus douteux.

Le *cancer de la vésicule* offre quelquefois des caractères de volume, de consistance, de formes très analogues. Mais, le plus souvent, la consistance est très irrégulière. A côté des points mous existent des points durs. Le cancer *n'est jamais mobile*. Il est sensible à la pression et est le siège de douleurs lancinantes spontanées. Son volume s'accroît assez rapidement, et les signes de la cachexie cancéreuse sont précoces.

Nous devons rappeler ici que jamais, pour ainsi dire, il n'y a de cancer sans calculs. Il ne faudra donc pas conclure trop vite à l'absence de cancer de ce que des signes évidents de colélithiase se seront montrés.

III. La tumeur est-elle fluctuante, elle peut contenir du mucus, du pus ou de la bile ; elle peut être constituée par une hydropisie, un empyème enkysté ou une tumeur biliaire. Le diagnostic de ces lésions répond en partie à la troisième question que nous nous sommes posée : *quelle est la cause de la tumeur ?* En effet, l'hydropisie et l'empyème sont dus à l'occlusion du canal cystique, et la tumeur biliaire à celle du cholédoque.

On peut affirmer l'hydropisie simple quand la tumeur cystique est indolente, très mobile, qu'elle ne s'accompagne ni d'ictère ni de phénomènes fébriles, quand le foie a son volume normal. Si l'hydropisie est compliquée de rétention biliaire, on comprend que l'erreur soit impossible à éviter. Par contre, le diagnostic d'hydropisie pourra être porté lorsque, par atonie de ses parois, la vésicule distendue contiendra de la bile. Cette dernière confusion n'a pas grande importance.

Quand, chez un individu porteur d'une tumeur semblable, on verra survenir des signes d'inflammation, douleur locale, fièvre, frissons, etc., que la tumeur perdra sa mobilité, on pourra affirmer la transformation de l'hydropisie en empyème. Mais si l'empyème se montre d'abord, sans qu'on ait reconnu la tumeur auparavant, le diagnostic avec l'abcès du foie sera très difficile. Nous en avons déjà parlé.

La tumeur biliaire se reconnaîtra par les signes graves qui l'accompagnent toujours et qui sont dus à la rétention de la bile, ictère, décoloration des fèces, augmentation de volume du foie. Le diagnostic d'obstruction du canal cholédoque sera posé. La cirrhose hypertrophique pourrait seule prêter à confusion, mais l'examen de la région montrerait que la vésicule n'est pas distendue.

Enfin, pour compléter le diagnostic, nous devons chercher à reconnaître la cause de l'occlusion des canaux cystique et cholédoque. Pour le canal cystique, dans la pratique, on n'a guère à choisir qu'entre deux processus : le passage d'une pierre déterminant l'occlusion par enclavement ou par sténose cicatricielle consécutive; la production d'adhérences péritonéales par péritonite localisée. Le premier de ces deux modes est de beaucoup le plus fréquent, et les commémoratifs suffi-ront souvent pour lever toute hésitation.

La question est plus complexe pour l'obstruction du canal cholédoque, dont les causes sont si nombreuses et si variées.

Chez le nouveau-né, tout ictère durant plus de 15 jours peut être attribué à l'imperforation congénitale des voies biliaires.

Dans l'obstruction calculeuse, les signes antérieurs de la cholélithiase, crises hépatiques, passage de calculs dans les selles, ont une importance qu'il ne faut pas exagérer. Le signe le plus probant est la persistance d'un état général satisfaisant, malgré la rétention biliaire, et la présence de signes inflammatoires, irréguliers et fugaces, les calculs étant de toutes les causes d'obstruc-tion celles qui déterminent le plus facilement les phéno-mènes d'angiocholite.

L'obstruction par des vésicules hydatiques, provenant de la rupture d'un kyste, ne sera diagnostiquée que si des vésicules passent dans les selles. Il faudra néan-moins accorder une grande importance à la fièvre intense et persistante que cause l'action de la bile sur le kyste rupturé. L'occlusion par d'autres parasites, ne sera diagnostiquée que par voie d'exclusion, et jamais avec une bien grande sûreté.

La sténose cicatricielle du conduit pourra être soup-çonnée, grâce aux commémoratifs. De même, l'histoire clinique permettra d'établir l'action d'une périhépatite.

L'occlusion, par un cancer du duodénum ou du pan-créas propagé au cholédoque, ou comprimant ce conduit,

pourra se reconnaître aux caractères suivants. Avant
l'apparition de l'ictère, le malade, pendant un temps plus
ou moins long, se sera plaint de douleurs vagues ou lancinantes dans la région du duodénum. La douleur continue lorsque l'ictère s'est établi et s'exaspère après les
repas. Souvent à ce signe s'ajoutent un état nauséeux, des
hématémèses, du melæna. Le palper permettra parfois de
reconnaître une tumeur indépendante de la vésicule
distendue. La même circonstance se retrouve, en général, dans les tumeurs cancéreuses du péritoine et de l'é-
piploon, lorsque leur volume est suffisant pour exercer
une compression sur le canal biliaire. Le cancer de l'estomac se distingue par ses signes particuliers.

Dans tous ces cas, on verra, au bout d'un temps peu
long en général, la cachexie spéciale se surajouter à
l'état général causé par la rétention biliaire.

Dans la compression par les ganglions du hile du foie
(cancer, lymphadénome, tuberculose), la veine porte est
toujours comprimée en même temps que le cholédoque.
Il y aura donc de l'ascite. En outre, la cause de la dégénérescence ganglionnaire peut quelquefois être reconnue.

La compression par un anévrysme de l'artère hépatique n'est guère reconnaissable. Frerichs donne quelques signes qui me paraissent de peu de valeur, tels que
la digestion duodénale imparfaite, ou les douleurs de la
région s'exaspérant après les repas. Le plus sérieux de
ces signes est la névralgie par compression du plexus
hépatique, quand on parviendra à la distinguer de la
colique hépatique. Les pulsations ne peuvent être recon-
nues en général.

Le diagnostic de la compression par une tumeur volumineuse du rein, de l'ovaire, de l'utérus, par la grossesse, ne présente aucune difficulté.

Ponction. Incision exploratrice. — On le
voit, le diagnostic des causes de la tumeur et même de
la tumeur, est souvent difficile, pour ne pas dire impossible par le simple examen. Et cependant le malade est
en péril, et un traitement curatif ou tout au moins palliatif est peut-être possible. S'il est des moyens capables
de nous aider à préciser le diagnostic, nous ne devons
pas hésiter à y recourir, si leur emploi n'offre pas de
dangers trop grands. Ces moyens sont la ponction et l'incision exploratrice.

Les renseignements que fournit la ponction sont peu
nombreux. Sans doute nous aurons sous les yeux le liquide que contient la tumeur, mucus (1), pus ou bile :
mais ce point est facile à éclaircir sans ponction. La
cause de l'obstruction, le seul fait qui nous intéresse,
nous échappe. J.-L. Petit a bien conseillé d'introduire
par le troquart un stylet flexible, et d'explorer la cavité
de la vésicule et du canal cystique. Le choc du stylet
contre une pierre sera la preuve d'une occlusion par enclavement calculeux. Mais le stylet ne peut pénétrer
dans le cholédoque. D'ailleurs son emploi n'est pas sans
danger, surtout si l'on songe à l'état pathologique des

(1) Dans l'hydropisie de la vésicule, le liquide est parfois tellement
clair, qu'on pourrait le confondre avec celui d'un kyste hydatique.
La recherche des crochets, l'examen chimique du liquide peuvent
seuls lever le doute. Il suffit d'être prévenu de cette cause d'erreur.

parois de la vésicule et de son conduit. La substitution
au stylet d'une bougie fine et flexible permettra peut-être
d'explorer le cholédoque. Mais cette manœuvre est pas-
sible des mêmes objections, et les renseignements que
peut donner un corps mou et sans rigidité sont de bien
peu de valeur.

D'ailleurs la ponction par elle-même n'est pas sans
danger. Se sert-on d'un troquart un peu volumineux, et
cela est nécessaire si l'on veut suivre le conseil de
J.-L. Petit, la plaie de la vésicule déterminée par la ponction se refermera-t-elle ? Ne doit-on pas craindre un
épanchement dans le péritoine ; et peut-on affirmer que
cet épanchement n'aura pas de suites funestes ? Aussi
a-t-on recours exclusivement aujourd'hui à la ponction
avec un troquart capillaire, et l'aspiration. Mais nous
avons vu que ce procédé ne nous donnait guère de renseignements utiles. D'ailleurs l'introduction d'un troquart, même capillaire, dans un tissu altéré peut devenir
le point de départ d'une fissure.

Donc la simple ponction est dangereuse. Que penser
alors du procédé proposé par Luton (1), Whittaker (2)
et Harley (3), qui consiste à aller avec le troquart à la
recherche de la cause d'obstruction ? Voici les manœuvres
que décrit Harley :

1° Pousser le troquart dans la direction du canal
cholédoque.

2° Si l'on n'a pas la sensation d'un corps dur, reti-

(1) Luton. Dict. Jaccoud, art. biliaire.
(2) Whittaker. *N.-Y. Med. Rec.*, 1882, p. 578.
(3) Harley. *Méd. Times*, 1884, 5 Juillet.

rer la pointe, et juger la position de la canule en observant le liquide qui s'écoule (bile, sérum, sang, ou fluide intestinal).

3° Après s'être ainsi assuré que la canule n'occupe aucun point dangereux, introduire un mandrin, et chercher dans toutes les directions s'il n'y a pas de pierre.

Harley a employé une fois ce procédé. Le trocart enfoncé à deux reprises dans des points différents finit par arriver sur une pierre. Les suites de cette opération furent des plus bénignes, mais le 6e jour, le calcul ayant été délogé, arriva dans l'intestin, et s'enclavant dans la valvule iléo-cœcale, amena une pérityphlite suivie de péritonite. Le malade mourut le 27e jour.

Malgré les cas heureux de Thomas et de Luton, malgré les expériences de Harley sur le chien et son observation, je ne puis admettre que la manœuvre aveugle d'un troquart dans la cavité abdominale soit exempte de danger. D'ailleurs ce procédé nous donne-t-il des renseignements bien précis ? Peut-être nous révélera-t-il la présence d'une pierre : mais dans le cas de sténose cicatricielle, quelles indications en tirerons-nous ? Et s'il s'agit ici de néo-membranes toujours très vasculaires, ou de fongosités cancéreuses, quel autre résultat pouvonsnous en attendre qu'une hémorrhagie impossible à arrêter.

Aussi concluerons-nous en repoussant absolument toute ponction exploratrice dans les collections liquides de la vésicule biliaire; sans doute, l'écoulement peut être minime, et l'on sait que la bile en petite quantité n'a pas d'action nocive sur le péritoine. A l'état normal elle est non seulement aseptique mais antiseptique. En est-il toujours ainsi ? Peu de temps après la mort, la bile est remplie de bactéries. M. Galippe a récemment trouvé dans les calculs biliaires pris, peu après la mort dans la vésicule, de nombreuses bactéries. Quand les conditions de stagnation de la bile sont modifiées, quand les parois des conduits sont enflammés, peut-on affirmer que la bile est normale ; la communication des conduits avec la cavité intestinale, ce réceptacle naturel de bactéries, doit nous rendre encore plus défiants, et à la ponction nous n'hésitons pas à préférer l'incision exploratrice que nous pouvons faire aseptique, et par laquelle nous aurons tous les renseignements nécessaires.

Sans doute, il peut paraître exagéré de conseiller l'ouverture du péritoine dans un simple but diagnostique. Mais cette opération ne présente aucun danger. Elle est journellement pratiquée par nombre de chirurgiens. Lawson Tait y a sans cesse recours, et n'a jamais eu d'accidents. Langenbuch la préconise comme une manœuvre préliminaire sans péril. Je tiens de mon maître, M. Terrillon, qu'il l'a employée 14 fois depuis un an sans avoir jamais eu de complication à déplorer. Certes, on ne saura s'entourer de trop de précautions. L'antisepsie la plus rigoureuse, la plus minutieuse, devra être mise en œuvre. Le lavage de la paroi abdominale à l'éther, pour dissoudre les graisses, à l'alcool, au sublimé, la stérilisation parfaite des instruments, à l'étuve si on en a

-une à sa disposition, ou par l'immersion prolongée dans une solution antiseptique forte, les soins minutieux à donner aux doigts destinés à explorer la cavité péritonéale, ne seront pas négligés. Mais à quoi bon insister sur ces précautions qui sont aujourd'hui d'un usage courant? Et, à côté de ces dangers si faciles à prévenir, que de renseignements précieux ce procédé ne nous donnera-t-il pas?

L'incision peut être faite en divers points de la paroi ; le plus avantageux paraît être le bord externe du grand droit, à quatre travers de doigt au-dessous du rebord costal, ou mieux du bord du foie. L'incision verticale semble préférable. Elle doit avoir 5 ou 6 centimètres, afin de permettre l'introduction de deux doigts au moins. Au besoin, on pourra l'agrandir. Avant l'ouverture du péritoine, l'hémostase devra être parfaite.

La tumeur apparaît alors. Rien n'est plus facile que d'examiner sa paroi, de constater si elle est saine, ou si elle présente des adhérences avec les organes voisins. Elle est généralement assez translucide pour qu'on puisse reconnaître la nature de son contenu. Introduisant alors un ou deux doigts par la plaie, on s'efforcera de contourner la tumeur, ce qui est d'ordinaire assez facile quand la tumeur est mobile et peu volumineuse, et d'aller à la recherche des conduits excréteurs. La nature de l'obstacle devient alors facile à apprécier. L'enclavement d'un calcul, la présence de fausses membranes ou d'un néoplasme sont faciles à reconnaître par le toucher, et l'absence de ces diverses causes fera naturellement penser à une sténose cicatricielle.

Il est inutile d'ajouter que si une opération est indiquée, il sera préférable de l'achever immédiatement. Mais si toute intervention est impossible, on se contentera de suturer la plaie abdominale. Dans les nombreuses observations où ce procédé a été employé, non seulement il n'y a pas eu d'accidents opératoires, mais encore l'ouverture temporaire du péritoine ne paraît pas avoir eu sur la marche de l'affection reconnue une influence notable. C'est ainsi que Seymour (1), ayant reconnu un cancer du foie, referma la cavité abdominale. Le malade se remit sans accident, et mourut des progrès de son affection au bout de deux mois seulement. On multiplierait facilement ces exemples.

Aussi, toutes les fois qu'il sera absolument nécessaire de fixer le diagnostic, entre la ponction, opération aveugle dont on ne peut assurer l'asepsie, et qui ne donne en somme que peu de renseignements, et l'incision exploratrice, nous ne croyons pas que l'on doive hésiter. Dans les conditions que nous avons déterminées, nous préconisons, sans réserves, l'incision exploratrice.

(1) SEYMOUR. *New-York State Med. Assoc.*, 1885. Boston M. S. Journal, 1885, 3 déc., p. 543.

CHAPITRE VII

INTERVENTION CHIRURGICALE — HISTORIQUE

1re Période. J.-L. Petit. Incision de la vésicule adhérente et litho-
tritie. — 2e Période. Richter. Production artificielle des adhérences. — 3e Période. Chirurgiens contemporains. Cholécystotomie ; entéro-cholécystostomie ; cholécystectomie.

Il est d'usage, en parlant de l'intervention chirurgicale dans les affections de la vésicule biliaire, de faire
remonter son histoire à J.-L. Petit. C'est, en effet, l'illus-
tre chirurgien français qui, le premier, eut le mérite
d'étudier au point de vue chirurgical ces lésions, et de
régler les conditions de leur traitement opératoire.

J.-L. Petit a-t-il eu des précurseurs dans la voie qu'il
a si brillamment inaugurée? C'est un point qui me paraît
douteux. Thudicum raconte bien, d'après Fabrice de
Hilden (1) que, dès 1618, Johannes Fabricius avait pratiqué sur le vivant l'ablation de deux pierres biliaires.
Mais si l'on se reporte au texte de F. de Hilden, on est
obligé de reconnaître, malgré l'ambiguïté des termes
« delineatio horum lapidum ad vivum facta » qu'il ne

(1) G. Fabric. Hildanus. Obs. et curationum Chir. Centuria IV,
Basil., 1610, obs. XLIV.

s'agit certainement que d'une trouvaille cadavérique.

Ettmuller, dans son *Collegium practicum* cite un fait qui ne manque pas d'intérêt. « Tout récemment un de « mes amis m'a écrit qu'à l'université de Leyde, un « candidat à la médecine avait, trois mois auparavant, « excisé la vésicule biliaire tout entière à un chien, et « avait après recousu le ventre. Le chien vit encore, et « remplit toutes ses fonctions sans la moindre incommo- « dité. J'avertis que le canal biliaire et les autres canaux « sont restés intacts » (1).

Le nom de l'auteur de cette expérimentation physiologique, si surprenante pour l'époque, est resté inconnu. La date même à laquelle il faisait cette tentative ne peut être fixée qu'approximativement. L'édition des « Opera medica theoretica practica » d'Ettmuller est datée de 1708. Mais Ettmuller est mort en 1683, à l'âge de 39 ans. Les recherches du *candidat* de Leyde doivent avoir été faites entre 1670 et 1683. C'est tout ce qu'il est possible d'affirmer sur cette tentative intéressante.

D'ailleurs il n'est pas question de pratiquer cette opération sur le vivant, et il faut laisser à J.-L. Petit le mérite d'avoir cherché à enrichir la chirurgie d'une et même de deux opérations nouvelles, la taille de la vésicule, et la lithotomie biliaire.

Le mémoire de Petit (2) communiqué à l'Académie

(1) Cité dans MULEUR, Thèse de Paris, 1884.

(2) J.-L. PETIT. Remarques sur les tum. formées par la bile retenue dans la vésicule du fiel, et qu'on a souvent prises pour des abcès au foye. Mém. Acad. R. Chir., t. I, p. 155, et Traité des mal. chir. Paris, 1790, t. I.

royale de chirurgie date de 1743. D'après ses observations personnelles et celles dont il a eu connaissance, il établit d'abord par quels signes ont peut reconnaître les tumeurs formées par la bile retenue dans la vésicule, des abcès du foie. Cette première partie est encore aujourd'hui un modèle de précision et de saine observation clinique. Puis s'appuyant sur un parallèle ingénieux entre les dispositions anatomiques, les fonctions, et les accidents pathologiques de la vésicule biliaire et de la vessie urinaire, il émet l'idée que des opérations analogues sont applicables à ces deux organes. D'autre part, l'observation montre que l'ouverture de la vésicule dans la cavité péritonéale a toujours une issue fatale : si, au contraire, la vésicule est adhérente à la paroi abdominale, et si l'ouverture se fait au dehors à travers les adhérences, la guérison est constante. Quand les adhérences existent déjà, pourquoi ne pas imiter la nature ; il est facile d'aller à travers les adhérences, et sans intéresser la cavité péritonéale, inciser la vésicule. Petit étudie longuement les signes qui permettent d'affirmer l'existence de ces adhérences, et conseille, outre la ponction et l'incision de la vésicule, la lithotomie, c'est-à-dire l'extraction, et au besoin, le broiement des pierres biliaires.

Tel est, brièvement résumé, l'admirable travail par lequel le plus grand des chirurgiens du siècle dernier ouvrait une voie nouvelle.

L'œuvre de ses successeurs peut être divisée en trois périodes. La première comprend la fin du XVIIIe siècle. Les propositions de Petit sont commentées, mais en somme, sauf une tentative peu importante de Bloch, aucun perfectionnement n'est apporté à son œuvre.

La deuxième période s'étend à la première moitié de ce siècle, et est inaugurée en 1798 par Richter. J.-L. Petit n'opérait qu'après s'être assuré de l'existence d'adhérences. Richter proposera de provoquer artificiellement la production de ces adhérences.

En 1859, Thudicum élargit encore, le champ de l'opération en indiquant des procédés qui n'ont guère été mis en pratique que depuis quelques années, et sur lesquels repose toute la chirurgie moderne de la vésicule biliaire.

Dans la première période, il faut citer les noms de Morand (1756) (1) qui incisa deux tumeurs biliaires, et pratiqua par la fistule l'extraction de calculs, et de Haller (1766) (2) qui confirma les vues de J.-L. Petit.

En 1767, Herlin (3), dans un mémoire qui passa inaperçu, proposa explicitement l'extirpation complète de la vésicule chez l'homme. « Frappé, dit-il, de la fatale « nécessité de voir périr tous ceux chez qui la vésicule « du fiel avait été ouverte, et trouvant dans les observa- « tions nombre d'exemples de personnes mortes des « accidents provenant des concrétions pierreuses accu- « mulées dans l'organe et engagées dans son conduit, « je me suis déterminé à chercher quelques ressources « à ces maux. Je me suis imaginé qu'en pénétrant dans

(1) MORAND. *Mém. Acad. R. Chir.*, II, p. 78 et III, p. 470.

(2) HALLER. *Elementa physiologiæ* (cité par Roth).

(3) HERLIN. Sur l'ouverture de la vésicule du fiel, et sur son extirpation chez le chien et le chat. *Journ. de Méd., de chir. et de pharm.*, dirigé par Roux, 1767, t. XXVII.

« le ventre, j'irais chercher la vésicule, et que j'en pour-
« rais faire la ligature et l'extirpation. »

Il rapporte quelques expériences heureuses d'extirpation de la vésicule pratiquées sur le chien et le chat par
lui-même, ou, sur ses conseils, par l'Anglas et Duchai-
nois : il conclut que l'opération est possible, et permet
d'aller sans crainte chercher les pierres amassées dans le
sac, ou arrêtées dans quelqu'un des conduits biliaires.

Il va même plus loin. « Malgré ces avantages, j'avoue
« qu'il reste encore des difficultés, mais ce n'est pas du
« côté de l'opération; le point épineux est de donner les
« signes qui puissent clairement, et à temps, indiquer la
« présence des concrétions dans la vésicule ou le conduit
« cystique. En supposant même un cas douteux, ne
« vaudrait-il pas mieux obéir au précepte de Celse :
« Melius est anceps quam nullum experiri remedium. »

Ainsi, en 1767, un simple chirurgien de marine, osait
proposer l'incision exploratrice et la cholécystectomie,
deux des tentatives les plus hardies de la chirurgie
moderne.

Presqu'à la même époque, l'anglais Bromfield (1)
s'élevait avec force contre l'intervention chirurgicale
dans la tumeur biliaire. Quelques auteurs, dit-il, parlent
de néphrotomie, comme si un chirurgien scrupuleux,
dans le cas de calculs du bassinet ne pouvant sortir par
l'uretère, pouvait songer à les extraire comme de la
vessie. Il en est de même des concrétions de la vésicule
du fiel.

(1) BROMFIELD. Surg. obs. and cases. London, 1773 (cité par Roth).

En 1774, Bloch (1) fait une proposition dans laquelle nous trouvons un progrès, encore rudimentaire, il est vrai, mais réel sur les idées de J.-L. Petit. Dans le cas où la vésicule n'est pas adhérente à la paroi, il conseille de provoquer la formation d'adhérences par des applications externes irritantes, agissant lentement, oignon, raifort, cantharides, et l'emploi adjuvant de médecines internes échauffantes.

Chopart et Desault (2), Sabatier (3) n'ajoutent rien aux notions déjà acquises.

Richter (4) ouvre la deuxième période. Développant et rendant pratique la proposition de Bloch, il conseille sans restrictions d'intervenir dès que l'inflammation est grave, dès que la bile ne passe pas dans l'intestin et que les fèces sont décolorées. Par ce moyen, non seulement on met le malade à l'abri d'accidents graves, comme la rupture de la vésicule, mais encore on peut supprimer les causes de l'affection, c'est-à-dire extraire les calculs, et amener une guérison radicale. Pour cela on doit enfoncer un troquart au point le plus proéminent, faire écouler le contenu de la vésicule, et laissant en place la canule, permettre à l'inflammation de créer des adhérences. Il sera facile ensuite de dilater ou d'inciser la fistule ainsi produite, et d'y introduire un petit lithotriteur. Les frag—

(1) BLOCH. Medicinische Bemerkungen. Berlin, 1774 (cité par Roth).

(2) CHOPART ET DESAULT. Traité des maladies chir. et des op. qui leur conviennent, t. II, p. 347.

(3) SABATIER. Médec. op. Paris, 1796, t. I.

(4) RICHTER. Anfangsgründe der Wundarzneik. Gottingue, 1798, t. V, p. 87.

ments des calculs broyés seront ramenés au moyen
d'irrigations. L'issue de la bile dans le péritoine n'est
pas à craindre, si on laisse le troquart en place. On pourrait encore inciser jusqu'au péritoine, puis appliquer une
substance caustique. Le résultat serait le même. En cas
de calcul enclavé dans le cholédoque, le chirurgien serait
autorisé à chercher à le déloger avec un cathéter flexible.

En 1816, Delpech (1) rejetait encore toute intervention à moins de fluctuation nette et étendue. Car, dit-il,
même si l'on reconnaissait l'existence d'adhérences, il se
pourrait qu'on trouvât seulement un cordon fibreux
mince, et que le péritoine fut ouvert. Il repousse l'extraction des calculs, à moins qu'il ne se trouvent dans
l'épaisseur des parois abdominales.

En revanche, Campaignac (2), émet en 1826, des idées
très originales, appuyées sur des expériences ingénieuses.
Traitant surtout des plaies de la vésicule, il cherche à
établir que l'écoulement de la bile dans le péritoine ne
devient dangereux que s'il est continu. On ne peut, sans
danger, arrêter le cours de la bile dans le canal hépatique, et empêcher son passage dans le duodénum. Mais
l'oblitération du canal cystique est compatible avec la
santé. On peut donc en faire la ligature. Deux expériences
sur des chiens montrent que l'oblitération s'obtient facilement et sans inconvénients pour l'animal. « L'idée que

(1) DELPECH. Précis élém. des mal. réputées chirurg. Paris, 1816,
t. II, p. 189.
- (2) CAMPAIGNAC. Des plaies des voies biliaires, de la ligature de la
vésicule, et de la ligature partielle de ce réservoir. Mémoire lu à
l'Acad. de méd., 1826, et Journal hebd., 1829, t. II.

« la nature ne peut donner à l'homme des organes inu-
« tiles, me tourmentait encore. Je crus voir un moyen
« de conserver dans quelques cas des usages à la vési-
« cule. » Le moyen, dont l'application réussit sur un
chien, consistait à faire à la partie moyenne de la vésicule une forte ligature, et à exciser la portion du réservoir
située au delà du lien. Campaignac ajoute : « La taille de
« la vésicule proposée par J.-L. Petit pourrait, à l'aide
« de ce moyen, être pratiquée, même dans les cas où
« cette poche ne serait pas adhérente aux parois de
« l'abdomen. Supposons que des calculs biliaires nom-
« breux entretiennent depuis longtemps une irritation
« du réservoir cystique et déterminent des accidents
« graves. On pourra, je pense, extraire les calculs, et
« s'opposer à l'issue de la bile par une ligature partielle;
« ou, si on l'aime mieux, lier le canal cystique, de sorte
« que la bile, ne parvenant plus dans la vésicule, ce
« réservoir à son tour, ne pourra plus devenir le siège
« de nouvelles concrétions, et la guérison sera radicale. »
Sebastian (1), en 1828, donne la pratique de son maître
Chelius. C'est à peu près le procédé de Richter, incision
jusqu'au péritoine et application de caustiques, ou ponction au trocart avec canule laissée à demeure. Graves
avait déjà conseillé d'inciser jusqu'au péritoine, et de
bourrer la plaie de charpie.

En 1833, Carré (2), chirurgien sous-aide au Val-de-

(1) SÉBASTIAN. De hydrope vesicæ felleæ. Dissert. inaug. Heidel-
berg, 1828.

(2) CARRÉ. Thèse de Paris, 1833.

Grâce, passe en revue les divers traitements applicables
à la tumeur biliaire, établit l'inutilité des moyens médicaux, et propose l'établissement hâtif d'une fistule biliaire par les moyens suivants : qu'il y ait ou non des
adhérences, inciser la paroi, découvrir la tumeur, appliquer la paroi contre elle au moyen d'un pansement compressif, et 48 heures après, les adhérences étant formées,
inciser la vésicule. Bégin s'est servi de ce procédé avec
succès dans deux cas de kystes abdominaux de nature
indéterminée. Carré ajoute : « La crainte d'intéresser le
« péritoine pouvait arrêter les anciens chirurgiens ; mais
« aujourd'hui qu'on l'incise si souvent avec succès dans
« les opérations de hernie ou d'anus contre nature, il
« nous est permis de ne plus être aussi timides. » Qui
croirait que cette phrase a été écrite en 1833 ?

Mentionnons seulement les travaux de Fauconneau-
Dufresne (1) qui applique aux tumeurs biliaires le procédé de Récamier, et la discussion suscitée au VIIIe congrès des savants italiens à Gênes, en 1846, par le Dr Rossi,
qui proposa le nom de cysto-felléotomie pour l'incision
des parois de la vésicule biliaire. Le fait est mentionné
par Roth. Je n'ai pu me procurer le travail original, et
ignore les détails du procédé de Rossi.

La troisième période, ou période contemporaine est
caractérisée par ce fait que les chirurgiens, sans s'inquié-
ter s'il existe ou non des adhérences, ouvrent de propos
délibéré la cavité péritonéale, explorent directement la

_____

(1) FAUCONNEAU-DUFRESNE. Mém. de l'Acad. de méd., 1867, XII,
p. 36 et Traité de l'affection calculeuse du foie et du pancréas, 1851.

vésicule, et interviennent suivant les faits constatés par eux.

A la rigueur, nous aurions pu faire remonter cette période à Carré, ou même à Campaignac. Mais à côté d'idées hardies, ces chirurgiens ont manqué du sens pratique qui rend les théories applicables. La ligature du canal cystique, proposée par Campaignac, empêcherait bien les calculs de s'accroître, mais deviendrait le point de départ inévitable d'une hydropisie enkystée. Quant à la ligature partielle, elle ne serait exécutable, qu'à condition d'assurer la réunion par l'adossement de la séreuse. Le procédé de Carré, inspiré par Bégin, est une heureuse innovation ; il permet l'exploration de la vésicule. Mais le simple accolement de la paroi à la vésicule par un bandage compressif n'est guère propre à mettre à l'abri d'une péritonite.

L'œuvre de Thudicum (1), au contraire, se distingue non seulement par la hardiesse des vues émises, mais aussi par le caractère essentiellement pratique des procédés indiqués ; ses successeurs n'ont eu pour ainsi dire qu'à suivre la voie tracée par lui.

Dans les cas de cholélithiase avec rétention biliaire, Thudicum veut qu'on ouvre la paroi abdominale par une incision pratiquée au-dessous du rebord du foie. L'index, introduit par l'orifice permettra d'explorer la vésicule et de reconnaître si elle contient des calculs. Si l'existence de concrétions dans la vésicule est

(1) THUDICUM. On the pathology and treatment of gall-stones. *British med. Assoc.*, 1859; *Brit. med. Journ.*, 1859, novembre, et Treatise on gall-stones. London, 1863.

reconnue, on devra fixer les parois de cet organe aux bords de la plaie abdominale par une suture. Six jours après, il sera possible, sans danger, d'ouvrir la tumeur, d'explorer sa cavité, d'en retirer les calculs qu'on broiera au besoin. Cette opération serait de moindre importance que la taille; comparée à bien des opérations pratiquées sur les organes de l'abdomen et en particulier à l'ovariotomie, elle serait insignifiante.

Maunder (1) et Handfield Jones (2) ne firent guère que reprendre les idées de Thudicum.

Déjà en 1867, les préceptes donnés par Thudicum avaient été mis en œuvre, mais d'une façon pour ainsi dire inconsciente. Bobbs (3), croyant avoir affaire à un kyste ovarien, incisa la paroi abdominale, trouva une tumeur fluctuante à parois minces et transparentes. L'ayant ouverte, il vit s'écouler avec un liquide clair des pierres biliaires. Il se décida à suturer les bords de l'ouverture faite à la tumeur à ceux de l'incision abdominale. Le malade guérit.

Le 22 janvier 1878, Brown (4), sans diagnostic précis, ouvre l'abdomen pour une tumeur de l'hypocondre droit; il tombe sur un abcès du grand épiploon ou mieux un foyer purulent enkysté, qu'il se contente de vider. Un flot de bile s'écoula le lendemain montrant qu'il

(1) MAUNDER. *Brit. med. Journ.*, 1876, p. 604.
(2) H. JONES. *Med. Times and Gaz.*, 1878, p. 646.
(3) BOBBS. *Transactions of the Indiana state med. Soc.* 1868, p. 68. C'est à tort que Musser et Keen avancent que, dans ce cas, la vésicule fut suturée et non attachée à la paroi.
(4) BROWN. *Brit. med. Journ.*, 1878, p. 916.

existait une communication entre le foyer et la vésicule.

Le 4 février 1878, Blodgett (1) ayant diagnostiqué une obstruction du canal cholédoque, incise la paroi abdominale, suture la vésicule à l'abdomen, et évacue son contenu par une ponction aspiratrice. La malade mourut le 3e jour, avant qu'on eut incisé la vésicule.

Je n'ai rapporté ces deux cas que pour montrer combien peu sont fondées les réclamations de priorité élevées plus tard par ces deux auteurs. Cependant on ne peut refuser à Blodgett, bien que le succès n'ait pas répondu à son attente, le mérite d'avoir le premier cherché sciemment à mettre en pratique les conseils donnés par Thudicum.

Peu de temps après, le 18 avril 1878, Marion Sims (2) se décida à opérer une dame atteinte d'obstruction du canal cholédoque et présentant de l'ictère avec hyperesthésie cutanée, des hémorrhagies intestinales, des vomissements, un dépérissement rapide, et une tumeur de l'hypocondre droit. La vésicule mise à nu par l'incision de la paroi abdominale fut ouverte. On évacua 750 gr. de liquide et 66 calculs. Une partie de la vésicule fut excisée : les bords de la portion laissée en place furent suturés à ceux de l'incision abdominale. La malade mourut quelques jours plus tard, dans le collapsus, à la suite d'hémorrhagies abondantes et répétées.

J'ai déjà mentionné le cas de Kocher (3) (Juin 1878) qui fut suivi de succès.

(1) BLODGETT. *Homœopathic Times*, New-York, 1879-80, p. 83, juillet.

(2) M. SIMS. *Brit. med. Journ.*, 1878. II., p. 811.

(3) KOCHER. *Correspond. Bl. f. Schweizer Aerzte*, 1879, VIII, p. 577.

L'année 1879 nous apporte l'observation de Keen (1), et le premier des 21 cas de Lawson Tait (2). Dès lors les opérations se multiplient. Nous les énumérerons plus loin.

En 1882, Langenbuch (3) propose l'extirpation totale de la vésicule. Cette opération n'offre pas plus de dangers que la cholécystotomie. La fistule biliaire qui résulte nécessairement de la cholécystotomie n'est pas toujours insignifiante, et peut donner lieu à des troubles graves. Les indications de la cholécystectomie sont l'hydropisie et l'empyème par obstruction du canal cystique, la tumeur calculeuse, et même la cholélithiase rebelle. L'obstruction du canal cholédoque est une contre-indication formelle.

La même année, Winiwarter (4) dans un cas d'obstruction du canal cholédoque, après avoir pratiqué la cholécystotomie, a l'idée de rétablir le cours de la bile en établissant une fistule cystico-intestinale.

Il ne nous reste plus qu'à signaler une dernière modification apportée à la cholécystotomie. Je veux parler du procédé que Spencer Wells a proposé, et qui, qualifié en Amérique de *cholécystotomie idéale*, n'a eu jusqu'ici que peu de succès. Il consiste, après avoir incisé la vésicule et évacué son contenu, à suturer les bords de cette incision en affrontant les surfaces séreuses ; on abandonne alors

(1) KEEN. *Am. Journ. of med. sciences*, 1879, Janv. Avril.

(2) L. TAIT. *Lancet*, 1879, II, p. 730 et *Med. Chir. Trans.*, 1880, XLIII, p. 17.

(3) LANGENBUCH. *Berl. Klin. Wchnschr.*, 1882, n° 48, p. 725.

(4) WINIWARTER. *Prager med. Wochenschr.*, 1882, n°s 21 et 22.

la vésicule suturée dans la cavité péritonéale, et on réunit isolément l'incision des parois abdominales.

Citons pour terminer les principaux travaux d'ensemble qui ont été publiés sur l'intervention chirurgicale dans les affections de la vésicule biliaire, les revues critiques de Cyr (1), de Brun (2), de Maunoury (3), les mémoires de Witzel (4), de Musser et Keen (5), de Hoffmokl (6), l'excellente dissertation de Roth (7), à laquelle nous avons emprunté de nombreuses indications, la thèse de Duriau (8), et les discussions de l'Académie de médecine belge (1885) et du congrès des chirurgiens de langue française (1886).

Ainsi, dans ce long historique, nous avons successivement vu apparaître les procédés suivants. Au début on se contente d'inciser les phlegmons, puis de dilater les fistules accidentellement établies. J.-L. Petit propose l'incision de la vésicule adhérente à la paroi abdominale. Richter cherche à obtenir artificiellement les adhérences. Les chirurgiens contemporains ouvrent l'abdomen ; les uns se contentent de suturer la vésicule à la paroi abdominale avant de, ou après l'avoir ouverte

(1) Cyr. *Union médicale,* 1885, 18 Janvier, n° 10, p. 109.

(2) Brun. *Archives gén. de méd.,* 1885, Février, p. 200.

(3) Maunoury. *Progrès médical,* 1885, 4 avril, n° 14, p. 272.

(4) Witzel. *Deutsche Zeitschrift f. Chir.,* 1884-85, XXI, p. 159.

(5) Musser et Keen. *Amer. Journ. of med. sciences,* 1885. Traduit par Laurand in *Revue de chirurgie,* 1885, 10 Juin, n° 6, p. 493.

(6) Hoffmokl. *Wien med. Presse,* 1885, n°s 48, 49, 50.

(7) Roth. Dissert. inaug., Bâle, 1885 et *Arch. de Langenbeck,* 1885, XXXII, n° 1.

(8) Duriau. De la taille biliaire. Thèse de Paris, 1885.

(cholécystotomie) : d'autres suturent isolément la plaie de la vésicule et abandonnent celle-ci dans la cavité abdominale (cholécystotomie idéale). Winiwarter, pour remédier à la fistule biliaire incurable dans le cas d'obstruction du cholédoque, imagine l'entéro-cholécystostomie. Enfin Langenbuch préconise l'extirpation totale de la vésicule, ou cholécystectomie.

Telles sont les diverses opérations dont il nous faut maintenant étudier la technique, les indications, et la valeur relative.

Afin d'éviter les redites, nous examinerons successivement quelle doit être la conduite du chirurgien dans les cas :

I. De phlegmon de la paroi abdominale ou de fistule spontanée d'origine biliaire.

II. De tumeur calculeuse, d'hydropisie ou d'empyème enkysté de la vésicule, alors que le canal cholédoque est perméable.

III. D'obstruction du canal cholédoque.

CHAPITRE VIII

TRAITEMENT DU PHLEGMON BILIAIRE ET DE LA FISTULE CONSÉCUTIVE

Phlegmon : Incision antiseptique, exploration du foyer, extraction des pierres, etc. Fistule : exploration, dilatation, injections irritantes ; procédés pour la fermeture de la fistule. Incision directe des empyèmes de la vésicule.

Le traitement des phlegmons ne nous arrêtera pas longtemps. Le chirurgien ne peut guère éprouver ici d'hésitation, et l'urgence de la situation lui impose la conduite à tenir. S'agit-il d'un abcès saillant sur la paroi abdominale, quelle que soit sa cause, il faut intervenir et suivre les règles communément acceptées aujourd'hui. Le phlegmon sera largement ouvert et désinfecté avec soin au moyen des solutions antiseptiques. Si l'on soupçonne l'origine calculeuse de l'inflammation, il sera indiqué d'introduire le doigt dans l'ouverture, et de chercher, dans l'épaisseur de la paroi, si l'on ne trouve pas de corps étranger, à l'extraction duquel on puisse procéder. On se laissera alors guider par les circonstances. Les calculs, s'il en existe, seront prudemment mobilisés avec le doigt, la pince, ou un corps mousse. Mais il ne faudra pas insister plus que de raison, car on sait à quels dangers exposerait, dans ces conditions, un microtrauma de la paroi phlegmoneuse.

S'il se produit des trajets secondaires, on les incisera
à mesure, en usant des mêmes précautions.

Les cas de ce genre sont trop nombreux, et la conduite du chirurgien est trop nettement indiquée pour que
nous croyions devoir rapporter et discuter les observations.

Si, dès le premier jour, l'ouverture du phlegmon conduit directement dans la vésicule, ou si après un temps
variable, des calculs sont évacués spontanément ou
retirés par l'opérateur, si un écoulement de bile se produit, on se trouve alors en présence d'une deuxième
éventualité, la *fistule biliaire*, dont il nous faut maintenant étudier les indications.

Que la fistule soit récente ou ancienne, les règles à
suivre sont à peu près identiques. Nous avons donné
plus haut les signes permettant de reconnaître l'origine
et la nature de la fistule. Il sera nécessaire, en outre, de
se renseigner sur les causes qui empêchent le trajet de
guérir. Pour cela, l'exploration de la fistule sera nécessaire, et nous avons vu quelles précautions l'on devait
prendre et à quels dangers cette recherche exposait.

Si une ou plusieurs pierres sont enclavées dans le
trajet, on devra dilater celui-ci, afin d'arriver sur les
corps étrangers et de les déloger. Chaudron (1) et
Witzel (2), sont d'accord pour préférer le laminaria ou

----

(1) CHAUDRON. Des fistules biliaires externes. Thèse de Paris, 1878.
(2) WITZEL. *Deutsche Ztschr. f. Chir.*, 1884-85, XXI, p. 159.

l'éponge préparée au bistouri, qui peut dépasser la limite des adhérences. Witzel conseille aussi l'emploi d'un dilatateur mousse. Ces divers moyens nous semblent supérieurs aux injections forcées de Fauconneau-Dufresne, ou à l'emploi des caustiques (Chassaignac), dont l'effet ne peut être calculé.

Si le calcul enclavé ne se mobilise pas spontanément, on procède à son extraction avec les précautions indiquées. Il ne faut pas oublier que ces tentatives sont périlleuses. Robert détermina une péritonite, rien que par l'introduction d'une pince. Récemment, Rosembach (cité par Roth), ayant introduit une pince dans un trajet fistuleux, pénétra dans la cavité péritonéale. Grâce à l'emploi d'une antisepsie rigoureuse, cet incident n'eut aucune suite.

Les concrétions contenues dans le trajet peuvent être multiples et nécessiter des tentatives répétées. Après l'ablation des calculs, si le trajet dilaté conduit directement dans la vésicule, deux circonstances peuvent se présenter.

Tantôt la fistule ne laisse pas passer de bile. On peut affirmer que le canal cystique est obstrué. L'exploration de la vésicule sera faite alors avec soin. Les calculs reposant dans sa cavité seront broyés au besoin avec un petit lithotriteur, et extraits soit avec des tenettes, soit au moyen d'irrigations.

Si les calculs sont adhérents à la muqueuse, s'ils occupent des diverticules, il vaudra mieux renoncer à les mobiliser et avoir recours aux procédés plus radicaux, que nous étudierons plus loin.

La vésicule étant débarrassée de tous ses calculs, la fermeture de la fistule s'obtient en général assez facilement ; elle survient quelquefois spontanément. Au besoin, on pourra la favoriser par quelques cautérisations légères. Luton *(loc. cit.)* s'est bien trouvé de l'emploi d'injections de teinture d'iode.

Dans un cas semblable, M. Perrier (1) employa le cautérisation au galvano-cautère. La fistule se ferma pour se rouvrir quelques jours après. J'ignore quel fut le traitement consécutif.

Tantôt, au contraire, le passage de bile par la fistule démontre la perméabilité du canal cystique, et s'oppose à toute cicatrisation du trajet. Dans ce cas, Witzel recommande le procédé suivant : ouverture de la cavité abdominale ; séparation de la vésicule et de la paroi ; fermeture de l'orifice de la vésicule avec quelques points de suture, suivant le procédé de Lemberg ; avivement et suture de l'orifice pariétal.

Je ne sais si ce procédé a été employé dans ces conditions. Il est donc impossible de juger de sa valeur par les faits. En somme, il n'est autre que la cholécystotomie dite idéale par les auteurs américains, et qui, nous le verrons plus loin, paraît être la plus dangereuse des opérations tentées sur la vésicule. La cholécystectomie serait peut-être préférable. Nous y reviendrons.

Lorsque le phlegmon correspond à un empyème de la vésicule, l'intervention doit être beaucoup plus hâtive. Les dangers que l'affection fait courir au malade sont

(1) Obs. inédite communiquée par M. Mauclair.

bien plus sérieux. Coûte que coûte, il faudra pénétrer sans retard dans la vésicule, évacuer la collection purulente et désinfecter la cavité. Si le trajet fistuleux n'est pas accessible, on n'hésitera pas à pratiquer sur un autre point la cholécystotomie. En tous cas, la ponction de l'empyème, avec un troquart, doit être rejetée. Bien que ce procédé ait réussi entre les mains de Brown (1), la mort par péritonite suraiguë d'un malade de Pepper (2), à la suite d'une simple ponction exploratrice, doit nous mettre en garde contre ses dangers. Il vaut mieux inciser franchement la paroi abdominale au point le plus saillant. On a de grandes chances de trouver des adhérences et d'arriver directement dans la vésicule.

Les choses se passèrent ainsi dans les observations de Hughes (29 juin 1870) (3), de Kearny et de Burke (4), de Terner (5), etc.

Dans les cas de Wood et de Felizet, les adhérences existaient mais peu étendues, et en prolongeant l'incision, on ouvrit la cavité abdominale. Les deux auteurs complétèrent la fixation de la vésicule par quelques points de suture. Les malades guérirent sans accident.

Si on ne trouvait aucune adhérence, on aurait à suivre les règles de conduite exposées dans le chapitre suivant.

---

(1) Brown. *Brit. med. Journ.*, 1878, II, p. 916.

(2) Pepper. Cité par Roth, d'après le *Schmidt's Jahrbuch.*, 1857.

(3) Hughes. *Cincinnati Lancet and Clin.* 1879, p. 147.

(4) Burke (2 obs.). *New York Med. Record*, 1883, p. 515.

(5) Terner. *Khirurgitchesky Vestnik.* Saint-Pétersbourg, 1885, février (résumé dans le *London med. Record*, 1885, 15 juin, p. 239.

CHAPITRE IX

OPÉRATIONS APPLICABLES A LA VÉSICULE NON ADHÉRENTE,
LE CANAL CHOLÉDOQUE ÉTANT PERMÉABLE

CHOLÉCYSTOTOMIE. — Technique opératoire : incision abdominale ;
exploration de la vésicule et des conduits ; cholécystotomie en deux
temps ; en un temps : suture de la vésicule à la paroi ; incision et
évacuation de la vésicule. Mobilisation des calculs. — Fistule consécutive.
Cholécystotomie à suture perdue. Procédé. Observations.
CHOLÉCYSTECTOMIE. — Manuel opératoire. Observations.

Nous avons suffisamment parlé, dans la partie historique, des méthodes anciennes. Nous ne nous attache-
rons ici qu'aux opérations intra-péritonéales, applicables
à la vésicule, sans que l'adhérence de cet organe à la
paroi soit nécessaire. Nous étudierons d'abord les cas où
le canal cholédoque est perméable, puis ceux où il y a
occlusion de ce conduit.

Dans la première éventualité, il ne s'agit que d'un
accident local, d'une tumeur dont la suppression est le
but poursuivi par le chirurgien.

Le volume de la tumeur, la gêne, les douleurs même
qu'elle occasionne, le danger permanent d'une rupture

suivie de péritonite, etc., sont autant d'éléments qui rendent cette suppression nécessaire.

Pour arriver au but qu'il se propose, le chirurgien a le choix entre deux méthodes générales :

1° Ouvrir la vésicule, évacuer son contenu, désinfecter au besoin sa cavité, en un mot, remédier à la tumeur en laissant intact, autant que possible, l'organe qui en est le siège.

2° Exciser la vésicule et supprimer à la fois le contenu et le contenant, la production morbide et l'organe dans lequel s'est développée cette production.

La *cholécystotomie* répond à la première de ces méthodes, la *cholécystectomie* à la seconde.

Technique opératoire. CHOLÉCYSTOTOMIE. — Nous croyons avoir montré que l'exploration de la vésicule et de ses conduits, par le toucher, était le prélude indispensable de toute opération. Le premier temps comprendra l'incision de la paroi et l'ouverture du péritoine.

Incision abdominale. — Tous les auteurs ne font pas l'incision au même point. Brown (1) et Lawson Tait (2) ont incisé sur la ligne médiane. Le premier dut tordre de nombreuses artères et se vit même contraint de faire la ligature de l'épigastrique. Nous retrouverons fréquemment ces hémorrhagies. Elles n'ont rien qui doive nous

---

(1) BROWN. *Brit. med. Journ.*, 1878, 21 déc.
(2) L. TAIT. *Med. Times and Gaz.*, 1879, II, p. 594, et *Brit. med. Journ.*, 1879, II, p. 778.

étonner, si nous nous reportons à l'enseignement du professeur Verneuil sur les relations entre les hémorrhagies et les affections hépatiques.

La plupart des opérateurs font une incision verticale, parallèle à la ligne blanche, en général suivant le bord externe du muscle grand droit. Hoffmokl (1) parle d'une incision suivant le grand diamètre de la tumeur, sans autre indication. Boeckel (2) a fait l'incision parallèlement au rebord des fausses côtes. Ce dernier procédé nous semble offrir surtout des inconvénients. Les incisions transversales des parois abdominales sont, en général, peu recommandables, vu la direction prédominante des masses musculaires, et la plus grande difficulté de la réunion. En outre, ce moyen doit donner moins de jour que l'incision verticale.

Les circonstances paraissent devoir guider dans le choix de l'incision. Le diagnostic est-il douteux et le siège même de la tumeur n'a-t-il pas été reconnu d'une façon certaine, l'incision médiane devra être préférée. Elle permet une exploration facile, quel que soit le cas sur lequel on tombe.

Si la tumeur appartient bien à la vésicule biliaire, on devra choisir l'incision verticale sur le bord externe du grand droit ; elle conduit plus directement sur la vésicule, et permet mieux l'exploration des canaux vecteurs.

L'incision oblique n'offre aucun avantage et doit être rejetée.

(1) HOFFMOKL. *Wien med. Presse*, 1885, nᵇˢ 49, 50, 51.
(2) BOECKEL. *Rev. de Chir.*, 1885, p. 812.

Witzel (1), dans le cas d'obstruction du canal cholédoque, préconise l'incision médiane, qui expose moins à ouvrir des vaisseaux nombreux et volumineux. C'est alors surtout que les fonctions hématopoïétiques du foie sont profondément atteintes, et que l'hémorrhagie est à redouter. Cette restriction est trop d'accord avec nos opinions propres pour que nous n'y souscrivions pas.

Quant à la longueur de l'incision, il suffit de quatre à cinq centimètres si l'on tente seulement l'exploration. L'opération étant définitivement décidée, il sera toujours temps de l'agrandir jusqu'à 8, 10 ou 12 centimètres.

La paroi étant incisée couche par couche jusqu'au péritoine, il faudra naturellement arrêter tout écoulement de sang, soit en tordant les vaisseaux, soit en les liant, avant d'ouvrir le péritoine. L'hémostase n'est pas toujours facile. Sims, Keen, Ransohoff, pour ne citer que ceux-là, rencontrèrent des hémorrhagies abondantes.

Alors seulement, le péritoine sera ouvert sur la sonde cannelée, suivant la méthode habituelle.

Exploration. — L'incision faite, le chirurgien peut examiner directement la tumeur, reconnaître son contenu, mucosité, pus ou bile, grâce à la transparence des parois ; puis, passant son doigt par l'incison, il palpera la tumeur, cherchera si elle contient des calculs, et enfin s'assurera avec soin de l'état des canaux cystique et cholédoque. La présence de calculs enchatonnés dans le col de la vésicule ou les conduits, est facilement per-

(1) WITZEL. Deutsche Zeitschr. f. Chir., 1884-85, XXI, nᵒˢ 1 et 2, p. 159.

ceptible au toucher, de même que celle de brides ou d'adhérences péritonitiques. L'absence de toute cause reconnaissable indique une sténose cicatricielle. Enfin la présence d'un cancer ne pourra être méconnue.

Trouve-t-on un cancer agissant seulement sur le canal cystique, toute intervention devient inutile. On se contentera de recoudre l'incision.

Si l'on trouve une pierre enclavée dans le col de la vésicule ou le canal cystique, quelques auteurs recommandent d'essayer de la repousser vers la cavité vésiculaire par des pressions douces.

Le volume de la tumeur peut être un obstacle à l'exploration. On n'hésitera pas à suivre le conseil donné par Witzel et Hoffmokl et à vider en partie le contenu de la tumeur par une ponction aspiratrice. Il sera facile de protéger au moyen d'une éponge montée la cavité péritonéale. Faite dans ces conditions, la ponction n'offre aucun danger, et facilite même la suite de l'opération. On placera ensuite au siège de la ponction une pince à cadre, ou une pince de Nélaton.

La diagnostic étant assuré, et la cholécystotomie décidée, on a le choix entre l'opération en un ou deux temps.

La cholécystotomie en deux temps a pour but d'obtenir des adhérences entre la paroi abdominale et la vésicule avant d'inciser celle-ci. Elle a été mise en pratique par Blodgett, Kocher, König, Trendenlenburg. Kocher s'est contenté du procédé de Bégin et de Chélius. Il a bourré la plaie de gaze antiseptique disposée de façon à appliquer la paroi à la vésicule, tout en tenant écartées les lèvres de la plaie. Les trois autres ont suturé à la plaie abdominale la vésicule, et remis son ouverture à une séance ultérieure. La suture employée par Rosembach ne comprenait pas toute l'épaisseur de la paroi vésiculaire.

La malade de Blodgett mourut avant l'exécution du 2me temps. Kocher incisa la vésicule le 8e jour ; König, le 10e ; Trendenlenburg, le 2e.

A notre avis, cette manœuvre constitue une complication sans grand avantage, et nous lui préférons la cholécystotomie en une seule séance.

Pour la *cholécystotomie en une séance* quelques opérateurs préfèrent inciser d'abord la vésicule, et la suturer ensuite à la plaie abdominale. Ce dernier temps devient ainsi plus facile. Il faut alors prendre des précautions minutieuses pour empêcher le contenu de s'écouler dans la cavité péritonéale, placer des éponges montées, saisir les bords de l'ouverture avec des pinces, à mesure qu'on incise pour attirer en avant la vésicule, Sims, Keen, Lawson Tait, Courvoisier ont eu recours à ces manœuvres. Ransohoff a fixé, par un point, la vésicule à l'angle supérieur de la plaie, avant d'inciser, et n'a achevé la suture qu'après l'évacuation du contenu.

Sims, avant de faire la suture, a excisé les bords de la plaie vésiculaire. Il a eu une hémorrhagie abondante, et croit devoir repousser cette manœuvre pour l'avenir.

A moins qu'on ne soit décidé à pratiquer la *cholécysto-tomie à suture perdue* que nous étudierons plus loin, nous croyons préférable de suturer la vésicule à la plaie abdominale avant de l'inciser.

Suture et incision de la vésicule. — Un reproche grave a été adressé à cette méthode. Les orifices créés par le passage de l'aiguille peuvent donner issue à du liquide et l'épancher dans la cavité péritonéale. Pour éviter ce danger, on a essayé de comprendre dans la suture une partie seulement de l'épaisseur des parois vésiculaires. C'est, croyons-nous, une précaution difficile à mettre en pratique quand les parois distendues sont amincies, et peu utile, surtout si l'on a fait la ponction préalable. On se servira d'une aiguille courbe, fine et ronde. Du côté de la paroi abdominale, la suture comprendra le péritoine et les couches sous-jacentes.

La nature du fil n'est généralement pas indiquée par les auteurs. Il doit être fin : le catgut se résorberait trop facilement. On a le choix entre le fil d'argent, la soie de Czerny ou le crin de Florence.

Après avoir refermé par des sutures l'extrêmité libre de l'incision abdominale, on procède à l'incision de la vési-cule, soit avec des ciseaux (Sims) ou mieux, un bistouri. La paroi de la vésicule étant épaissie, Courvoisier incisa couche par couche, en liant les vaisseaux à mesure.

Evacuation du contenu.—Le liquide s'écoule au dehors, entraînant les concrétions. Mais il faut s'assurer qu'il ne reste dans la vésicule aucun calcul. On introduira le doigt dans la cavité, et on s'efforcera de mobiliser et de ramener les pierres avec un cathéter flexible, ou une curette mousse. Nous avons dit déjà à quels dangers expose cette manœuvre : nous préférerions avoir recours aux injections boriquées, préconisées par Kocher.

Sims et Kocher introduisent dans la vésicule une sonde

molle, et obtiennent ainsi une irrigation rétrograde d'un excellent effet.

Si les calculs sont volumineux, on peut les briser avec une tenette : s'ils sont adhérents, mieux vaut les abandonner que de s'exposer à une rupture de la vésicule.

Si le toucher a montré la présence d'un calcul dans le canal cystique, et que les manœuvres externes n'aient pu le repousser dans la vésicule, doit-on essayer d'avoir raison de cet obstacle ? Il semble que les dangers auxquels on s'expose en agissant sur le calcul, et de plus, le retour de la bile dans la vésicule rendant la fermeture de la fistule beaucoup plus difficile, doivent rendre cette pratique peu recommandable. Mais si on laisse subsister l'obstacle, le but de l'opération est en partie manqué. Si la fistule se referme, l'hydropisie ou l'empyème pourront récidiver. La présence de ce corps étranger dans le conduit demeure une menace constante.

Aussi pourra-t-on essayer avec précaution de mobiliser le calcul au moyen d'une pince ou d'une spatule flexible. Witzel va même jusqu'à conseiller de fragmenter le calcul (probablement avec un perforateur), et de diriger sur les morceaux un jet d'irrigation. Il est inutile de rappeler avec quelle prudence, si l'on avait recours à cette manœuvre, elle devrait être employée.

Si l'exploration par la cavité péritonéale, si le doigt introduit jusqu'au col de la vésicule ne nous ont pas donné de renseignements, l'introduction dans le canal cystique d'une fine bougie molle peut être utile, et ne saurait offrir de grands inconvénients.

La cavité étant soigneusement lavée à l'eau boriquée, on placera un ou deux gros drains dans l'ouverture, et l'on appliquera un pansement antiseptique, gaze phéniquée ou mieux iodoformée. La pratique de notre maître, le professeur Trélat, montre les avantages de ce dernier mode de pansement.

Fistule consécutive. — Le plus grand inconvénient de la cholécystotomie est de laisser après elle une fistule. Celle-ci peut donner passage, après la cessation des accidents aigus, soit à du muco-pus, soit à de la bile.

Dans le premier cas, qui correspond à l'occlusion permanente du canal cystique, il n'y a pas grand inconvénient à rechercher la fermeture de la fistule, au bout d'un certain temps. La rétraction du corps de la vésicule rend une récidive peu probable.

Quand tous les calculs ont été extraits, la fermeture est souvent spontanée. On peut la favoriser par des cautérisations légères, des injections irritantes dans le trajet. Au besoin on tentera une autoplastie.

Si la fistule donne de la bile, on ne doit songer à la refermer que si l'on est certain de la perméabilité du cholédoque. Hoffmockl a eu recours à l'avivement et à la suture de l'orifice cutané. Il a réussi, mais s'est vu forcé de réouvrir la fistule, les accidents s'étant de nouveau montrés.

Aussi ne saurions-nous conseiller le procédé indiqué par Witzel : ouvrir la cavité abdominale, séparer la vésicule de la paroi, fermer la vésicule par quelques points de Lemberg, et faire à part l'autoplastie de l'orifice pariétal. Cette opération encourrait les mêmes reproches que la cholécystotomie à suture perdue que nous allons étudier.

Le nombre des cholécystotomies pratiquées suivant les indications que nous avons passées en revue, est assez considérable. On trouvera plus loin un tableau des observations que nous avons pu réunir.

CHOLÉCYSTOTOMIE A SUTURE PERDUE. — La seule modification à la cholécystotomie que nous croyons devoir mentionner ici est le procédé entrevu par Campaignac, conseillé théoriquement par Spencer Wells, et que les chirurgiens américains désignent sous le nom d'*ideal cholecystotomy*.

Les premiers temps ne diffèrent pas de ceux de l'opération précédente. L'incision abdominale est la même. La vésicule, découverte, est incisée à son tour, comme dans le cas où la suture n'est pratiquée qu'après l'évacuation. Celle-ci est effectuée par les mêmes moyens. Puis on réunit l'incision cystique par quelques points placés de façon à adosser les surfaces séreuses. La vésicule refermée est alors abandonnée dans la cavité abdominale, et on procède à la réunion complète de la plaie pariétale.

Les observations de cholécystotomie à suture perdue ne sont pas nombreuses. Nous ne pouvons compter le cas de Gross (1), qui, en faisant une néphrectomie pour un sarcome du rein, trouva la vésicule distendue et sentit dans sa cavité un calcul volumineux. Il enserra par un

____

(1) GROSS. *Medic. News.*, Philadel., 1883, 9 juin.

nœud de catgut la paroi vésiculaire au-dessus de là
pierre, et sectionna le tout au-dessous de la ligature.
Le malade vécut seulement 65 heures. A l'autopsie, le
pédicule biliaire était en bon état.

Lawson Tait (1) dit que cette méthode a été employée
une fois, et a donné lieu à un épanchement de bile dans
le péritoine. J'ignore à quel cas il fait allusion, et si ce
cas a été publié.

I.—MEREDITH (2) a traité de cette façon une femme de 59 ans
atteinte d'obstruction du canal cystique. Il ouvrit la vésicule,
et, avec des pinces, arriva à extraire les calculs enclavés dans
le conduit, dont le cathétérisme montra la perméabilité. L'incision vésiculaire fut alors suturée à la soie, en adossant les surfaces péritonéales, et l'organe, abandonné dans l'abdomen.
(30 juin 1883). La malade mourut en 48 heures. L'autopsie
montra que l'incision vésiculaire était réunie, et que la vésicule retenait bien le liquide contenu. Cependant l'auteur note
expressément que l'épiploon et les anses intestinales étaient
colorés par l'extravasation de bile. A l'état normal, cette extravasation est-elle jamais aussi étendue ? Mérédith attribue la
mort à la congestion aiguë des reins.

II.—COURVOISIER (3) opéra de même le 4 mars 1884 une femme
de 65 ans chez qui le diagnostic d'hydropisie de la vésicule biliaire avait pu être établi. Les calculs furent retirés du col de
la vésicule par une simple irrigation. Les canaux étant perméables, la vésicule fut suturée et abandonnée dans l'abdomen. La
malade se remit assez bien, mais fut reprise en somme de
l'affection pour laquelle elle avait été opérée, compliquée cette

____

(1) L. TAIT. *Brit. med. Journ.*, 1884, 3 mai.
(2) MEREDITH. Brit. med. Journ, 1885, I, p. 431.
(3) Observation rapportée dans la diss.inaug. de ROTH, p. 25.

fois de signes d'occlusion du cholédoque. Elle sortit *guérie* mais en plein ictère le 16 avril, pour rentrer le 17 mai, toujours ictérique, et avec une pneumonie qui l'emporta le 21.

A l'autopsie, on trouva, outre les lésions pulmonaires, la vésicule hydropique, le canal cystique oblitéré par une cicatrice et plus loin par un calcul, qui comprimait aussi sans doute le canal hépatique ou cholédoque.

III. — Dans l'observation de BERNAYS (1) de St-Louis, il s'agit d'un cas de cholélithiase avec enclavement dans le canal cystique. La vésicule fut ponctionnée, incisée, lavée : on y appliqua 7 sutures profondes et 8 points de Lembert ne comprenant que le péritoine, et peut-être quelques fibres musculaires. Pas de précautions (tricks) antiseptiques. Guérison rapide et complète.

IV.— LANGE (2) rapporte l'histoire d'une femme de 37 ans présentant les signes d'une obstruction cholédoque, avec symptômes du côté de la tumeur. Opération le 23 juillet 1885. Incision abdominale sur le bord externe du grand droit. Ponction de la vésicule (pus abondant). Incision : pas de pierres dans la vésicule : le toucher par la cavité abdominale fait découvrir dans le cholédoque, un corps dur qui put être repoussé dans la vésicule, et extrait. Irrigation salicylée. Fermeture de la vésicule par un triple rang de sutures.

Symptômes de péritonite, le lendemain. Le 25, laparotomie sans résultat. Mort le 26.

A l'autopsie, péritonite aiguë. Le cholédoque. dilaté, communiquait avec l'intestin par plusieurs petits pertuis, montrant que la pierre n'aurait pas tardé à passer dans l'intestin.

En somme, les résultats de cette opération sont loin d'être brillants. Un seul succès, et trois revers que les

(1) BERNAYS. *Weekly med. Rev.* St-Louis, 1885, 31 octobre.
(2) LANGE. *New-York med. Journ.*, 1886, 23 janv., p. 106.

auteurs s'efforcent, il est vrai, de ne pas attribuer à l'opération, mais dont il est difficile de se dissimuler l'importance.

CHOLÉCYSTECTOMIE. — Le procédé, tel que l'a décrit Langenbuch (1) son auteur, est le suivant. La paroi abdominale est incisée verticalement, sur le bord externe du
grand droit, couche par couche, en assurant l'hémostase
jusqu'au péritoine. Cette incision aura de 12 à 15 centimètres. L'opération doit, en effet, porter profondément,
et de plus, il peut y avoir des adhérences dont la dissection est souvent pénible. Le champ opératoire doit donc
être assez vaste. Au besoin, on pourrait superposer à cette
incision une deuxième incision en T, se prolongeant vers
l'appendice xyphoïde, longue de 4 ou 5 centimètres.

Deroubaix (2), d'après ses expériences sur le cadavre
préfère une incision courbe, presque semi-circulaire, à
concavité supérieure, partant de la ligne blanche, à un
pouce au dessous de l'appendice xyphoïde, descendant
à 4 pouces au-dessous du rebord costal, et venant se terminer à l'union de la ligne mammaire avec le bord inférieur des côtes asternales. Cette méthode donnerait plus
de jour; la réunion consécutive serait facilitée.

(1) LANGENBUCH. *Berl. Klin. Wochenschrift*, 1882, n° 46, p. 725.
— *Verhandl. d. deutsch Gesellch. f. Chir.*, Berlin, 1883, XII, 7 avril,
p. 98 (analysé in Hayem, XXII, p. 699.)
Supplement-Band von Eulemburg's Real Encyclop. Art. Cholecystectomie.
Berl. Klin. Wochenschr., 1884, n° 51, p. 808.
(2) DEROUBAIX. Acad. R. de Belgique, 27 juin 1885.

Le péritoine étant ouvert, on procède à une exploration minutieuse. La perméabilité absolue du canal cholédoque est ici de rigueur. La présence dans ce conduit
d'un calcul qu'on ne parviendrait point à déloger, et
dont le volume même serait insuffisant pour empêcher
le cours de la bile, est une contre-indication formelle.

S'il existe des adhérences avec le foie, la paroi abdominale ou l'intestin, on devra les disséquer avec soin.
Du côté du foie, on aura soin de ne pas mettre à nu le
parenchyme hépatique. Dans un cas de Kocher, cette
faute opératoire eut pour résultat de donner passage à
une certaine quantité de bile, qui s'épancha dans la
cavité péritonéale et s'écoula au dehors par la plaie
abdominale, sans suite fâcheuse.

La dissection de la vésicule étant terminée, on isole
soigneusement le canal cystique. Il faut se souvenir que
les canaux cholédoque et cystique sont situés dans le bord
droit de l'épiploon gastro-hépatique, en avant de l'hiatus
de Winslow. A un centimètre et demi à gauche, se trouve
le conduit hépatique du grand lobe du foie : il forme avec
les canaux précédents une sorte de triangle dont le bord
supérieur est fermé par l'artère cystique. L'artère hépatique est un peu plus superficielle, et passe à un ou deux
centimètres à gauche de l'artère cystique. Le champ
opératoire est donc restreint, et comprend, en outre, de
nombreux filets du plexus hépatique.

Deroubaix (loc. cit.) propose, pour faciliter ce temps, la
manœuvre suivante. Un aide placé à gauche, introduit
la main gauche par la partie inférieure de la plaie, de
façon à déprimer, avec la face dorsale, le côlon et le

duodénum. Il introduit la pulpe de l'index dans l'orifice de Winslow (ce qui n'est pas toujours facile), et fait saillir le canal cystique.

On place alors deux ligatures. Langenbuch conseille de forts fils de soie, la résistanee du catgut étant insuffisante. Hyernaux (1) a proposé de faire l'incision entre deux pinces de Péan. L'une de ces pinces pourrait même être échancrée de façon à faciliter l'application de la ligature définitive.

En tous cas, il importe que la section ait lieu sans que le contenu de la vésicule puisse s'écouler dans le péritoine.

L'excision faite au bistouri ou avec des ciseaux, Langenbuch réunit par un ou deux points de catgut fin le péritoine au devant de la surface sectionnée.

Dans sa première opération, Langenbuch, en vue de prévenir les hémorrhagies, lia le canal cystique avant de procéder à la dissection des adhérences. Aujourd'hui, il a renoncé à cette manière de faire.

S'il est nécessaire, on pratiquera la toilette du péritoine, puis on procédera à la réunion complète de la paroi abdominale et au pansement (2).

J'ai pu réunir 8 observations de cholécystectomie : 5 appartiennent à Langenbuch, une à Courvoisier, deux à Thiriar.

(1) Hyernaux. Acad. R. de Belgique, 1885, 31 janv., p. 55.

(2) Nous avons omis à dessein de parler des précautions antiseptiques, trop banales aujourd'hui pour qu'il soit nécessaire de les rappeler. Nous ne les aurions même pas mentionnées, si deux chirurgiens expérimentés n'en repoussaient l'usage, Lawson Tait et Bernays qui les traite assez dédaigneusement de « *tricks* ».

I. — Langenbuch (1). M. D., âgé de 43 ans, magistrat-secrétaire, se plaint de coliques biliaires graves, dont le début, soudain, remonte à 1866, et dont l'apparition avait lieu d'abord une ou deux fois par an. En 1869, ictère intense, qui dura deux mois. Puis les crises douloureuses sont revenues plus fréquentes et plus fortes, s'accompagnant toujours de teinte ictérique de la peau et des conjonctives. Trois cures à Carlsbad, sans effet. Issue de nombreux calculs peu volumineux. L'amaigrissement est rapide. Le foie n'est pas gros. La région de la vésicule biliaire n'est pas sensible à la pression. Anorexie, vomissements, constipation. Pas de pigments biliaires dans l'urine. Depuis neuf mois, les crises sont presque journalières ; on leur oppose des doses croissantes de morphine. Très déprimé, désespéré, le malade réclame une intervention.

Opération le 15 juillet. Antisepsie rigoureuse. Incision sur la paroi abdominale droite, suivant le bord du foie, et prolongée en T par une incision verticale suivant le bord externe du muscle droit. Chacune de ces incisions a de 10 à 15 centimètres de long. Le côlon et l'intestin grêle sont maintenus et mis à l'abri au moyen d'une éponge plate. Le bord droit du foie est relevé. L'épiploon gastro-hépatique se trouve ainsi tendu de façon que le bord antérieur de l'orifice de Winslow peut être senti entre les doigts de la main gauche. Autour du canal cystique, isolé, on passe, à 1 ou 2 centimètres de la vésicule, une ligature de soie qu'on serre fortement. Des tractions, des incisions prudemment ménagées au bistouri ou avec les ciseaux permettent, après avoir vidé la vésicule en partie par une ponction aspiratrice, de la détacher de ses adhérences péritonéales périphériques. En séparant la vésicule du foie, on rencontre une hémorrhagie veineuse insignifiante qu'arrête la ligature au catgut. Section du canal cystique au-dessous de la ligature. La vésicule biliaire n'est pas le siège d'une inflammation récente, mais ses parois sont épaissies. L'ouverture de

(1) Langenbuch. Berl. Klin. Wochenschr., 1882, n° 48, p. 725.

la vésicule montre dans sa cavité deux petits calculs de cholestérine du volume d'un grain de mil. Fermeture de la plaie.

Le 16. Appétit considérable. Le 19, léger point de pleurésie
sèche. Pouls et température toujours normaux. Le 21, la plaie
est réunie et la guérison, dès lors, s'est affirmée de plus en plus.
Les douleurs ont disparu, mais quelque temps encore l'estomac
est resté faible et sensible. Au commencement de septembre,
le poids du malade avait augmenté de 7 kilos et demi.

II. — LANGENBUCH (1). Un homme qui, depuis de longues
années, souffrait de calculs biliaires, avait suivi, sans succès,
les traitements des praticiens les plus autorisés, et ne tirait
même plus de soulagement de la morphine, vint réclamer une
opération. Le malade depuis longtemps alité, avait de fréquents
accès de fièvre, des douleurs dans la région de la vésicule, et
montrait les signes d'une maladie cérébrale. Opération comme
ci-dessus. Pas de calcul dans la vésicule dont les parois sont
épaissies. Après l'opération, les douleurs cessèrent. La guérison
eut suivi son cours, si, la plaie étant déjà guérie, le malade
n'avait succombé à son affection cérébrale, que l'examen montra
être un tubercule caséeux dans le plexus choroïde gauche. A
l'ouverture de la cavité abdominale, on constata que du côté
de l'opération tout s'était passé de la façon la plus favorable.

III. — LANGENBUCH (2). Femme de 34 ans, atteinte, depuis un
an, de symptômes de cholélithiase. Elle avait eu d'abord de fortes
coliques périodiques, qui se transformèrent, au bout de quelques
mois, en une douleur sourde permanente. La région de la vésicule biliaire devint sensible à la pression, et la malade y
découvrit, un jour, une tumeur dure, saillante. Les douleurs
empêchaient la patiente de se baisser et de travailler.

On mit à découvert la vésicule biliaire qui se trouvait soudée
aux parties environnantes, partie par des adhérences lâches,

(1) LANGENBUCH. *Verhandl. des D. Gesellsch. f. Chir.*, XII, Berlin,
1883, p. 98.
(2) Ibid.

partie par des adhérences ligamenteuses. L'extirpation fut pratiquée comme ci-dessus.

On constate, sur la pièce anatomique, que les parois de la vésicule sont très épaissies, et que la cavité de la vésicule contient deux calculs du volume d'une petite châtaigne. Ces calculs sont soudés tous les deux à la paroi de l'organe dont la muqueuse est ulcérée ; une perforation était à attendre à bref délai. La malade guérit.

IV. — LANGENBUCH (1). Opération au commencement de 1884. Une ulcération de la muqueuse du canal cystique près de son abouchement avec le cholédoque fut le point de départ d'une perforation, La bile s'épancha dans le péritoine, et le malade mourut de péritonite suraiguë. Une intervention en temps utile l'eut peut être sauvé.

V.—LANGENBUCH (2).Financier belge qui depuis 30 ans souffre de coliques hépatiques de plus en plus violentes, et ne cédant à aucune médication. Il réclame instamment l'opération qui est pratiquée le 5 septembre 1884. La vésicule, remplie de calculs, était réunie à la paroi et au côlon par des adhérences assez étendues qu'il fut nécessaire de disséquer. L'examen montra que le canal hépatique et le cholédoque ne contenaient aucun calcul. Quelques petites concrétions dans le conduit cystique. Celles-ci furent facilement repoussées dans la vésicule. Ligature, section, suture péritonéale du canal cystique. Fermeture de l'abdomen. Guérison en 10 jours malgré une légère pneumonie intercurrente. Le malade n'a plus de coliques.

VI. — COURVOISIER (3). femme de 44 ans. Coliques hépati-

---

(1) LANGENBUCH. Supplément B. Von Eulenburg's Real Encyclop. Art. Cholecystectomie. (Je ne connais de ce cas que ce que l'auteur en rapporte dans le Berl. Klin. Wochenschr. 1884, p. 808.)

(2) LANGENBUCH. *Berl. Klin. Wochenschr.*, 1884, 22 décembre, p. 808.

(3) Obs. in ROTH, p. 27.

ques depuis 3 ans. Hydropisie de la vésicule. Opération le 6 juin 1884. Incision abdominale sur le bord externe du grand droit, longue de 12 cent. Le muscle, anomal, est détaché à son insertion supérieure. 12 ligatures. L'exploration montre la présence dans le canal cystique d'un calcul volumineux, qu'il est impossible de déloger. Ponction de la tumeur ; liquide opalescent. Détachement du foie très difficile. Le tissu hépatique est mis à nu en plusieurs points. Ligature ou torsion de nombreuses artères. Le canal cystique est solidement lié, avec une forte soie, à 1 centimètre au-dessus de la pierre enclavée, et sectionné immédiatement au-dessous de la ligature. (La suture du péritoine sectionné avec le conduit n'est pas mentionnée.) Fermeture de l'abdomen : suture péritonéale complète : un drain est laissé dans l'angle inférieur de la plaie, aboutissant au tissu sous-péritonéal. Réunion du reste de l'incision.

Dans la nuit, on trouva le pansement infiltré de bile (venant probablement de la surface hépatique dénudée). Cet incident n'eut aucune suite. Anurie opératoire marquée. Cystite (due aux cathétérismes.) Traitée par injections phéniquées à 1/400. La température n'a jamais dépassé 38°,4. L'angle inférieur où était le drain a formé une petite fistule ; bourgeon charnu exubérant qu'on dut exciser. La malade est sortie guérie le 25 juillet.

VII.—THIRIAR (1). Femme de quarante-quatre ans, d'une bonne constitution, atteinte de coliques hépatiques depuis quatre ans ; en vingt-deux jours elle avait eu six crises, après chacune desquelles elle éliminait un calcul arrondi du volume d'un pois. L'opération est pratiquée avec les précautions antiseptiques les plus minutieuses. Incision en forme de T ; quelques adhérences du côlon sont détruites, et la vésicule biliaire apparaît ; on la trouve adhérente au duodénum ; ces connexions sont détruites en procédant avec la plus grande délicatesse ; la vésicule est

(1) THIRIAR. (Cité par Hyernaux). *Acad. R. Belg.*, 1885, p. 51. *Congrès des Chirurgiens*, Paris, 1885. *Revue de Chir.*, 1885, p. 415.

de même séparée du foie ; le canal cystique bien isolé est sectionné entre deux ligatures de soie sublimée ; pour plus de précautions, les lèvres mêmes de la section, une fois la vésicule enlevée, sont suturées à leur tour. On suture la plaie extérieure et on applique un pansement phéniqué. L'opération a duré une heure et demie.

Les suites ont été des plus simples, il n'y a eu ni vomissements, ni douleurs, ni fièvre ; le seul phénomène observé a été une légère stomatite mercurielle. Six jours après, l'opérée se levait et vaquait à ses occupations. Il n'y a pas eu de retour des crises hépatiques.

VIII. — THIRIAR (*Ibid.*). Une femme de vingt-cinq ans souffrait depuis trois ans de coliques hépatiques atroces. Pendant ce temps, elle a été enceinte deux fois, et elle a accouché de deux enfants, qui sont morts de convulsions peu de jours après leur naissance. Comme traitement, elle a subi le régime végétal exclusif pendant six mois, ce qui a eu pour résultat d'amener un état de débilitation extrême, sans diminuer ni les douleurs ni le nombre des crises.

Le 31 janvier dernier cette femme était enceinte de quatre mois environ. Etant donné que les deux enfants dont la malade était accouchée étaient tous deux morts de convulsions, et tenant compte, d'autre part, de ce fait qu'une opération aussi grave que l'ovariotomie ne trouble pas la gestation, Thiriar pratiqua l'opération le 1er février 1885 ; elle dura une heure environ. Après l'incision du péritoine pariétal, la vésicule biliaire apparut immédiatement sous la forme d'une poire rosée, très tendue, légèrement adhérente au duodénum ; son enlèvement n'offrit aucune difficulté. Il n'y a pas eu de vomissements, ni de suites pathologiques quelconques dépendant de l'opération ; la troisième nuit, la malade a eu un accès nerveux hystérique pendant lequel elle a contracté un refroidissement sans importance. Le douzième jour elle est retournée chez elle ; elle n'a plus éprouvé de douleurs ; peu de temps après elle déclara sentir les mouvements de son enfant, ce qui

confirma le diagnostic porté de quatre mois et demi de grossesse.

La vésicule était complètement distendue par la bile ;
malaxée pendant l'opération, elle a évacué son contenu liquide
dans le duodénum, et ne contenait plus, lors de l'examen qui en
a été fait, que de nombreux calculs.

CHAPITRE X

OPÉRATIONS APPLICABLES AUX CAS D'OCCLUSION DU CANAL CHOLÉDOQUE

Etablissement d'une fistule biliaire. Cholécystotomie. Exploration
du cholédoque. Suppression de l'obstacle en cas de calcul enclavé :
manœuvres exercées sur le conduit, pour repousser le calcul dans
le duodénum ou la vésicule ; écrasement du calcul ; cathétérisme.
ENTÉROCHOLÉCYSTOSTOMIE. Procédé de Winiwarter. Observation. —
Propositions de Gaston, de Harley.

Lorsque l'observation et l'incision exploratrice auront
établi l'occlusion du canal cholédoque, l'indication la
plus pressante est de faire cesser la rétention biliaire, et
les graves accidents cholémiques qu'elle entraîne.

Pour atteindre ce but, deux moyens se présentent à
l'esprit. Le premier est de permettre l'issue de la bile au
dehors. Le second est de rétablir le cours de la bile, soit
directement, en supprimant l'obstacle, soit d'une façon
indirecte, en ouvrant une voie détournée par laquelle la
bile puisse s'écouler dans l'intestin.

Une simple ponction de la tumeur biliaire donne un
répit momentané, pendant lequel, ainsi que l'a montré
J.-L. Petit, l'obstacle peut spontanément disparaître.

Dans l'observation de Harley (1), le calcul enclavé fut mobilisé au moyen d'un trocart enfoncé à travers la paroi abdominale, dans la direction du cholédoque ; la malade mourut de péritonite consécutive à une obstruction intestinale déterminée par le passage du calcul.

Nous nous sommes déjà expliqué au sujet de ces manœuvres, que nous croyons devoir repousser. La ponction même, à notre avis, n'est qu'un moyen palliatif, infidèle et dangereux. Peut-être, en laissant en place la canule, obtiendrait-on assez facilement la production d'une fistule. Mais ce procédé ne serait pas sans péril. Il exposerait, comme toutes les ponctions, à une rupture de la vésicule, et aurait l'inconvénient de ne donner aucune notion sur la cause de l'occlusion cholédoque.

Pour ces raisons, on doit, croyons-nous, préférer la cholécystotomie, faite suivant la méthode que nous avons déjà étudiée.

L'exploration du cholédoque est ici absolument nécessaire. En effet, la nature de l'obstacle étant reconnue, le chirurgien pourra prendre avec plus de sûreté une détermination.

L'obstacle est-il un cancer du cholédoque ou du pancréas, il faut se contenter d'établir une fistule biliaire, et de parer aux accidents urgents de la cholémie. La vésicule sera donc suturée à la paroi et ouverte.

Si l'obstacle ne menace pas, par sa nature même, l'existence du malade, s'il s'agit d'un calcul enclavé, d'un rétrécissement cicatriciel, ou d'une compression

____

(1) HARLEY. *Brit. med. Journ.*, 1884, 10 mai.

par des adhérences péritonéales, on pourrait se borner à la même manière de procéder. Les dangers d'intoxication cholémique seraient mis de côté.

Mais, dans ces cas, on doit non seulement parer aux accidents urgents, mais encore chercher à obtenir un retour à la santé aussi complet que possible. Or, la cholécystotomie simple présente deux grands inconvénients. Elle laisse après elle une fistule dont la guérison est impossible et ne doit pas même être tentée. Cette fistule donnera passage à une quantité de bile souvent considérable, et sera très incommode pour le malade. D'autre part, il n'est pas certain que l'absence de bile dans l'intestin n'ait pas sur les phénomènes de la digestion une influence néfaste.

Notre intention n'est point de discuter ici l'action physiologique de la sécrétion biliaire. Les expérimentateurs modernes s'accordent même à ne lui attribuer, dans la digestion, qu'un rôle secondaire. Un travail récent de Rohmann (1) que nous rapportons d'après Roth, établit les conclusions suivantes, à ce sujet : la bile est avant tout un antiputride. Malgré son absence, l'intestin peut fonctionner d'une façon normale. Mais le moindre trouble physiologique, la moindre lésion intestinale prendront une gravité insolite. De plus, la bile joue un rôle dans l'absorption des graisses, sans en être toutefois le seul facteur.

Donc, la perte de la bile peut être supportée, mais présente de graves inconvénients. Harley lui attribue la

---

(1) ROHMANN. *Pflüger's Arch.* Bd. XXIX.

constipation, la flatulence, et la décomposition fétide des fèces que l'on observe chez les sujets porteurs d'une fistule biliaire. Il conseille d'y remédier par l'ingestion de bile de cochon en capsules.

Nussbaum, ayant observé que les chiens qui lèchent leur fistule, dépérissent moins vite, avait proposé le même artifice. Pour Winiwarter la bile provoque les mouvements péristaltiques, et son absence a pour effet de ralentir la digestion et de la rendre incomplète.

Bien que plusieurs observations (citées par Harley) établissent qu'une fistule biliaire complète est compatible avec un état général satisfaisant, il est évident que, dans les limites du possible, on doit éviter à l'opéré cette infirmité.

La suppression de l'obstacle n'est guère possible que si l'occlusion est due à l'enclavement d'un calcul. Divers procédés ont été proposés. Le plus simple est de tenter, pendant l'exploration, la mobilisation du calcul par des dressions douces sur le canal, ce que plusieurs auteurs ont fait avec succès.

Handfield Jones (1), dans un cas semblable, proposa de faire la laparotomie, et d'essayer, en agissant sur le canal, de pousser le calcul dans le duodénum. Le chirurgien qui l'assistait n'osa prendre sur lui la responsabilité d'une semblable opération. Le malade mourut.

Lange (loc. cit.) parvint à repousser le calcul dans la vésicule, d'où il put l'extraire.

(1) HANDFIELD JONES. *Med. Times and Gazette*, 1878, p. 247.

Pour ne pas compliquer encore l'opération, Parkes (1) se contenta de pratiquer la cholécystotomie, et le quatrième jour, la malade ayant repris des forces, il fit avec une bougie flexible le cathétérisme du cholédoque, et parvint à repousser le calcul dans l'intestin. Les selles reprirent dès lors leur caractère normal. La guérison fut rapide. Mais au bout de deux mois, les accidents réapparurent, probablement par suite d'un rétrécissement cicatriciel. Parkes ouvrit de nouveau la fistule ; malgré la persistance de celle-ci, la santé générale redevint excellente.

Lawson Tait (2) dans une courte note, raconte que, désireux de fermer la fistule, il prit le parti de réouvrir la cavité abdominale. Il appliqua sur le canal cholédoque une pince rembourrée. En deux coups légers, il parvint à briser le calcul, dont les fragments passèrent ensuite dans le duodénum. Il n'y eut aucun accident consécutif. Donc les parois du canal ne souffrirent pas de cette manœuvre. La fistule put être refermée, et la malade guérit.

Que faut-il penser de ces diverses manœuvres ? évidemment, elles sont périlleuses. On risque de déterminer une perforation du conduit, tout au moins, une lésion de la muqueuse qui aboutira à une perforation. On pourra les essayer, mais avec les plus minutieuses précautions. Si, en agissant avec une grande douceur, on ne réussit pas de suite, mieux vaut renoncer à déloger le calcul et

(1) Parkes. *Trans. Am. Surg. Assoc.* Philadelphie 1885, p. 335 et *Am. J. of med. Sciences*, 1885, p. 95.

(2) Lawson Tait. *Brit. med. Journ.*, 1884, II, juillet, p. 67.

attendre son expulsion naturelle, si elle doit se produire, ou se contenter du bénéfice acquis par l'établissement de la fistule.

Langenbuch (loc. cit.) a proposé d'inciser la paroi du canal cholédoque, d'extraire le calcul, et de refermer le conduit par une suture.

Il reste encore une ressource, c'est d'ouvrir à la bile une voie détournée, et de lui donner un passage en créant une fistule entre la vésicule et l'intestin. La première idée de ce procédé est due à Nussbaum. Il n'a été mis en pratique qu'une fois, par Winiwarter (1). Nous résumons l'observation de ce cas unique : elle fera mieux comprendre qu'une description détaillée, en quoi consiste l'opération, à laquelle on pourrait donner le nom d'*entéro-cholécystostomie*.

X..., armurier, entre à l'hôpital le 7 juin 1880. Rien à noter dans les antécédents. Il y a 10 semaines, ce malade a présenté des signes de pérityphlite. Depuis 6 semaines, sans aucun autre trouble, ses selles se sont décolorées. Puis une tumeur indolente a apparu dans l'hypocondre droit, et a rapidement augmenté de volume.

Pigments biliaires dans l'urine. Diagnostic : obstruction du canal cholédoque. Depuis la fin de mai jusqu'au 13 juin, 4 ponctions ont été faites, donnant jusqu'à 6 litres de bile à la fois, sans mélange de pus. La vésicule s'est toujours remplie de nouveau très rapidement.

1re opération, le 20 juillet 1880. Incision verticale, sur la ligne mamelonnaire droite, depuis le rebord costal jusqu'au dessous du niveau de l'ombilic. Le péritoine étant ouvert, on arrive

(1) WINIWARTER. *Prager med. Wochenschr.*, 1882, n°s 21 et 22.

directement sur la vésicule distendue et adhérente au côlon. L'intestin et la vésicule sont maintenus ensemble dans la plaie, à côté l'un de l'autre. Pansement de Lister. Pas de réaction fébrile.

2⁰ᵐᵉ opération le 24 juillet. Un troquart est introduit dans la vésicule, et conduit de là, en le guidant du doigt, dans le côlon. La canule est laissée en place pendant 8 jours. L'orifice de la ponction se transforme en fistule biliaire. L'ictère diminue, mais les selles restent décolorées.

3ᵐᵉ opération, le 6 août. La vésicule est largement incisée, un trocart est introduit dans le côlon à travers la partie adhérente ; la canule est laissée quelques jours en place. Pas de résultat. Amaigrissement rapide.

4ᵐᵉ opération, le 20 novembre. La cavité abdominale est ouverte par une incision de 8 centimètres partant de la fistule. Un doigt étant introduit dans la vésicule, celle-ci est fixée à une circonvolution de l'intestin grêle par une couronne de sutures, au centre de laquelle, avec un bistouri, on pratique une ouverture faisant communiquer la cavité cystique avec celle de l'intestin. Un gros drain est placé dans cet orifice, fixé au dehors, et enlevé seulement au bout de 8 jours. Succès partiel : un peu de bile passe dans l'intestin, mais le reste s'écoule au dehors ; le dépérissement du malade continue.

5ᵐᵉ opération, le 9 janvier 1881. Fermeture de la fistule cutanée par autoplastie. Il se forme deux fistules stercorales, allant, l'une dans le côlon, l'autre dans l'intestin grêle, et donnant passage à des matières colorées pour la première, décolorées pour la seconde. La bile pénètre donc dans l'intestin dans l'intervalle des deux fistules. Au bout de quelque temps, la fistule biliaire ne donne plus que peu de liquide, et un pansement suffit pour empêcher l'issue des matières stercorales.

6ᵐᵉ opération, le 14 novembre 1881. Suture des deux fistules intestinales. La fistule de l'intestin grêle se ferme ; celle du côlon, après de nombreuses tentatives d'avivement et de réunion, a fini par se fermer en avril 1882. Dans cet intervalle, la fistule biliaire s'était refermée spontanément.

On ne sait ce qui doit étonner le plus dans cette observation, de l'audace et de la ténacité du chirurgien, ou de la patience du malade.

Winiwarter reconnaît d'ailleurs que son procédé a été défectueux. Il recommande pour l'avenir le suivant :

Incision de la paroi abdominale, et exploration des parties. Si l'on ne peut avoir raison de l'obstacle déterminant l'occlusion du cholédoque, réunir la vésicule et une anse d'intestin grêle aussi rapprochée que possible du duodénum (le duodénum même est trop peu mobile) par une couronne de sutures ayant 2 centimètres à 3 de circonférence. Chaque point ne doit pas aller jusqu'à la muqueuse. Fixer les parties ainsi réunies dans la plaie abdominale par quelques points, et recouvrir le tout de gaze iodoformée.

Au bout de 5 ou 6 jours, on achève d'établir la fistule. Mais, pour cela, il ne faut pas ouvrir la vésicule ; ce procédé est défectueux. *On fait avec la pointe d'un bistouri une boutonnière à l'intestin ;* on introduit dans la cavité de celui-ci un tampon, de façon à le maintenir distendu, et on a toute facilité pour inciser ainsi les parois adossées. Avant d'ouvrir l'intestin, on a eu soin de placer des fils. On retire le tampon, on serre les fils, et on referme la plaie intestinale.

L'incision abdominale est réunie à son tour.

Harley (1) cherche à atteindre le même but par des moyens un peu différents. Il propose d'étendre un peu de pâte caustique sur les parties de la vésicule et de

____

(1) HARLEY. Diseases of the liver.

l'intestin grêle qu'on veut adosser, de les unir immédiatement par une couronne de sutures, et de refermer la
cavité abdominale. Les adhérences et la fistule s'obtien-
draient en même temps. Quelques expériences sur les
animaux ont été favorables.

Il semble cependant peu probable qu'un chirurgien
puisse se déterminer à abandonner dans la cavité abdominale des substances caustiques. Celles-ci sont desti-
nées sans doute à s'éliminer par l'intestin. Mais peut-on
affirmer la limitation de l'escarre? Sait-on si le caustique, au moment où il tombera dans l'intestin, aura
perdu toute action?

Gaston, d'Atlanta (1), sans avoir connaissance du travail antérieur de Winiwarter, est arrivé à formuler des
propositions qui présentent avec celle de ce dernier quelque analogie. La vésicule biliaire étant ouverte, si on soupçonne une occlusion du cholédoque, on est autorisé à faire
le cathétérisme de ce conduit. Si l'on échoue, on devra passer par le canal cystique et le cholédoque un trocart
courbe qu'on conduira jusque dans l'intestin : on laissera
quelques jours la canule à demeure, de façon à obtenir
une fistule. (Lawson Tait proteste énergiquement contre
les manœuvres de Gaston. Pour cette partie, on ne peut
que lui donner raison. La manœuvre aveugle de ce trocart, perforant de parti pris le canal cholédoque et l'intestin, nous semble aussi irrationnelle que possible.)

Si ce moyen échoue ou ne donne aucun résultat, on
pourra faire passer un fil en caoutchouc dans une anse d'in-

____

(1) GASTON. *Gaillard's med. Journ.*, 1884, octobre.

testin grêle, puis mener les deux chefs à travers les parois
de la vésicule dans sa cavité, et les y nouer solidement.
Une couronne de points de suture, placés tout autour,
consolidera la ligature élastique. Les parois adossées de
la vésicule et de l'intestin se sectionneront, et la ligature
tombera dans l'intestin, d'où elle sera rejetée au dehors
par les selles.

Gaston, à l'appui de sa proposition, rapporte 5 expériences faites sur des chiens. Malheureusement, ces expériences sont si défectueuses qu'il est impossible d'en rien
conclure. Un de ses animaux s'est enfui. Deux sont morts
de péritonite à la suite de la rupture de la plaie abdominale. Deux fois, l'expérience n'a donné aucun résultat,
les parois adossées n'ayant pas été sectionnées. Chez un
des chiens, on retrouva le fil élastique dans la vésicule
(circonstance des plus fâcheuses). En somme, une seule
expérience a donné des résultats concluants, et encore
incomplets.

On comprend que Lawson Tait ne veuille pas prendre
en considération de pareilles expériences. La prétention
que l'auteur émet, ou fait émettre, de donner à l'entéro-
cholécystostomie le nom d'opération de Gaston, est inad-
missible, son travail étant, d'ailleurs, postérieur à celui
de Winiwarter.

CHAPITRE XI

SUITES, PARALLÈLE ET INDICATIONS DES PROCÉDÉS OPÉRATOIRES

Tableaux des observations de cholécystotomie. — Appréciation de
la cholécystotomie à suture perdue. — Parallèle de la cholécystotomie et de la cholécystectomie. Accidents communs aux deux
procédés : hémorrhagies ; collapsus ; troubles cardio-pulmonaires ;
péritonite. Complications spéciales : fistule ; possibilité de la rupture
du pédicule. Comparaison des statistiques. — Argumentations de
L. Tait, de Langenbuch. — La cholécystectomie dans la cholélithiase simple. — Indications spéciales à chaque procédé.

Il nous faut maintenant tirer des conclusions des
documents amassés jusqu'ici, et apprécier la valeur,
absolue, ou dans un cas donné, des divers procédés pas-
sés en revue.

Parmi ces procédés, les uns sont indiqués par les circonstances. D'autres, au contraire, dans certains cas,
peuvent être mis en parallèle, et donner lieu à un choix.
Telles sont, par exemple, quand le canal cholédoque est
perméable, les diverses cholécystotomies et la cholécystectomie.

En parlant de cette dernière, et de la cholécystotomie

à suture perdue, nous avons résumé les observations dans lesquelles ces procédés ont été mis en pratique. Nous donnons ici deux tableaux, comprenant tous les cas de cholécystotomie intra-péritonéale vraie, que nous avons pu recueillir. Le premier de ces tableaux contient la pratique de tous les opérateurs, à l'exception de Lawson Tait. Nous y joignons les indications bibliographiques des observations qui nous ont servi à le constituer. On s'étonnera, peut-être, que le nombre de ces observations soit restreint. Certains travaux, déjà anciens, contiennent un nombre de faits beaucoup plus grand. Nous avons tenu à ne faire figurer dans cette statistique que les faits avérés de cholécystotomie intra-péritonéale.

Le deuxième tableau est consacré à la statistique de Lawson Tait, telle qu'il a eu l'obligeance de nous la communiquer. Nous ne ferons qu'une remarque. Parmi les observations que L. Tait a publiées, on en trouve deux où le malade a succombé. Dans un des cas, la mort était due à un cancer du pancréas, cause première de l'occlusion cholédoque. La mort n'est évidemment pas imputable à l'opération. Mais, dans un second cas, le malade a succombé à une affection pulmonaire, et nous verrons tout à l'heure quels rapports existent entre l'opération même et cette complication. Tous les malades de Lawson Tait ont été opérés suivant le procédé de cholécystotomie en un temps, que nous nous sommes surtout attaché à décrire.

N⁰ˢ	DATE	OPÉRATEUR	SEXE AGE	INDICATIONS
1	15 juin 67	Bobbs.	F. 30	Tumeur depuis 4 ans. Diag. nul.
2	4 fév. 78	Blodgett.	H.	Occlusion cholédoque.
3	18 avril 78	Sims.	F. 45	Douleurs, ictère, tum. Ponction en mars : liq. bru
4	18 juin 78	Kocher.	F. 30	Tum. prise pour rein flottant. Ponction : empyè de la vésicule.
5	4 nov. 78	Keen.	F. 60	Tum. volumineuse. Ictère. Vomissements.
6	30 oct. 82	Eddowes.	F. 53	Hydropisie de la vésicule.
7	24 nov. 82	Trendenlenburg.	F. 47	Diag. incertain : kyste de l'épiploon ou hydro phrose.
8	1882	König.	F. 47	Hydropisie de la vésicule.
9	3 mai 83	Ransohoff.	H. 76	Tum. Ictère. Calcul enclavé senti par trocart e plorateur.
10	16 juin 83	Bœkel.	F. 61	Ictère depuis 5 ans. Foie volumineux.
11	19 juin 83	Musser.	H. 31	Ictère depuis 8 mois. Amaigrissement. Tum.
12	Oct. 1883	Wood.		Empyème de la v. Tum. doul., signes infl.
13	31 oct. 83	Gairdner.	F. 38	Douleur. Tum. abd. Ponction : pus. Diag. : nul.
14	1883	Savage.	H.	Tum. depuis 7 ans. Diag. : hydatides.
15	1884	Mac Gill.	H.	Hydropisie de la vésicule.
16	29 janv. 85	Wiggleworth.	H. 44	Douleurs dans l'aine droite ; troubles urinaires. Dia calcul enclavé dans l'uretère.
17	6 févr. 85	Hoffmokl.	F. 39	Tum. doulour. Ictère léger. Diag. : douteux.
18	5 avril 85	Félizet.	F. 67	Calculs. Tum. inflammatoire. Adhérences supposé
19	Février 85	Robson.	F. 22	Hydropisie de la vésicule. Tum. douloureuse.
20	21 juin 85	Robson.	F. 33	Hydropisie de la vésicule.
21	1885	Parkes.		Occlusion cholédoque.
22	5 sept. 85	Taylor.	F. 43	Tum. douloureuse. Diag. douteux.

OPÉRATION	ÉTAT DE LA TUMEUR	RÉSULTAT	OBSERVATIONS
abd. méd. Ouvert. du sac et ture à la paroi.	Liq. transparent: calculs.	G.	
temps : suture. Mort avant vert.		M.	Cancer du pancréas.
sion partielle de la v. Sut. à la roi.	Sac épais: liq. brun: calculs.	M.	Collapsus, hémorrh.
temps sans sut. Ouvert le 4e ir.	Sac épais. Pus fétide: calculs.	G.	Ablations successives de calculs: fermeture de la fistule.
écystotomie.	Sac épais. Bile et sang.	M.	Collapsus et hémorr.
latér. Ponction, ouvert., sut. la v. à la paroi.	Ecoulement de bile après l'opération.	G.	Fistule biliaire.
latér. Ponction, suture. Ouv. la v. le 2e jour.	Liquide trouble. 150 calculs.	M.	Après 2 mois. Cancer?
temps. Suture. Ouv. le 10e j.	Mucus. 40 calculs.	G.	Petite fistule muqse.
abd. Ponction. Calcul délogé c. cyst. par pressions externes. t. Ouvert.	Bile. 3 gros calculs.	M.	Collapsus.
horizontale. Suture, ponction, vert. de la v.	Bile. 1 gros calcul.	M.	Péritonite. Calcul enclavé dans le choléd.
écystotomie.	Pus. Occlusion cholédoque.	M.	Collapsus. Hémorr.
au point culminant. Pus dans paroi. Adhérences partielles. ture de la v. à la paroi.	Occlusion du canal cyst. Pus.	G.	Fistule muco-purulente.
écystotomie.	Pus: calculs. Occlusion cyst.	G.	Fistulettes muco-pur.
abd. Ponct., ouv. suture de la v. a paroi.	Extraction de 14 calculs.	G.	
écystotomie. Calcul repoussé ns la v. par pressions externes.	. . . .	G.	Fistule fermée le 20e jour.
lombaire. Masse profonde ranée vers la plaie, incisée: calcul iaire. Suture à la plaie.	Pas de liquide dans la tum. Ecoulement de bile le 2e jour.	M.	Le 3e jour de péritonite aiguë.
suivant le gd diamètre de la n. Ponc., sut. et ouv. du kyste.	Liquide louche. 63 calculs.	G.	Autoplastie de la fistule.
directe. Adh. incomp. Sut. et v. de la vessie.	Muco-pus. Calculs extraits consécutivement.	G.	Petite fistule purulente.
abd. Ponc. ouv., sut. de la v.	Mucus clair : calculs.	G.	Pete fistule muco-pur.
» do do do	do do . . . do	G.	do do
écystotomie. Le 4e jour, cathéisme du cholédoque.	. . . .	G.	
écystotomie.	Hydropisie de la vésicule.	G.	(Hémor.). Fistule pur.

Statistique communiquée par Mr **LAWSON TAIT**.

Nos	DATE	SEXE / AGE	DIAGNOSTIC	RÉSULTAT	OBSERVATIONS
23	23 août 1879....	F. 40	Calculs......	G.	
24	9 octobre 1881 ..	H. 55	Empyème...	G.	
25	15 juin 1882....	F. 24	Calculs......	G.	
26	13 octobre 1882.	F. 39	Calculs......	G.	
27	5 janvier 1883...	H. 38	Hydropisie...	G.	
28	6 juin 1883	F. 35	Calculs.,....	G.	
29	10 juin 1883	F. 42	Calculs.......	G.	
30	28 juin 1883	F. 66	Hydropisie ..	G.	
31	14 novembre 83.	F. 44	Calculs......	G.	
32	20 décembre 83 .	F. 44	»	G.	
33	8 juin 1884.....	F. 62	»	G.	
34	26 juillet 1884...	F. 45	»	G.	
35	7 août 1884.....	F. 63	»	G.	
36	13 janvier 1885 .	F. 50	»	G.	
37	26 mars 1885....	F. 47	»	G.	
38	11 juillet 1885 ..	F. 31	»	G.	
39	3 octobre 1885 ..	F. 48	»	G.	
40	14 octobre 1885 .	F. 48	»	G.	
41	11 novembre 85 .	F. 32	»	G.	
42	10 décembre 85..	F. 57	»	G.	
43	21 décembre 85..	F.	»	G.	

(1) Bobbs. *Transact. of the Indiana state med. Soc.*, 1868, p. 63 et *Weekly med. Rev.* Chicago, 1885, p. 435. — (2). Blodgett. *Homœop. Times.* New-York, 1879-80, VII, p. 83. — (3) Sims. *Brit. med. Journ.* 1878, L, p. 811. — (4) Kocher. *Corresp. bl. f. Schweiz. Aerzte*, 1878, VIII, p. 577, 583. — (5) Keen. *Amer. J. of med. Sciences*, 1879, Janv. Avr. — (6) Eddowes. *Brit. med. Journ.*, 1884, 1ᵉʳ mai. — (7) Trenden-lenburg, in Witzel, loc. cit. — (8) Konig (publié par Rosenbach). C. R. du XIᵉ Congrès des Chir. Allemands, p. 131. — 9) Ransohoff. *Med. Record*, New-York, 1882, p. 258. — (10) Boeckel. *Rev. de Chir.*, 1885, p. 414 et 801. *Rev. méd.*, Strasbourg, 1885, p. 97. Congrès des chirurg. de langue française. Paris, 1885. — (11) Musser et Keen. *Amer. J. of med. Sc.*, 1884, Oct., p. 333. et *Rev. de chir.*, 1885, 10 juin, p. 493. — (12) Wood. *Denver med. Times*, 1885-86, V, p. 65. — (13) Gairdner. *Austr. med. Journ.*, Melbourne, 1884, p. 34. (Thèse de Duriau.) — (14) Savage. *Brit. med. Journ.*, 1884, 8 mars, p. 453. — (15) Mac Gill. *Brit. med. Journ.*, 1884, p. 1142. — (16) Wiggle-worth. *Lancet*, London, 1885, 28 mars. — (17) Hoffmokl. C. R. de la Soc. I. R. des méd. de Vienne, 1884-85, p. 321 (Semaine méd. 1885, 3 juin.) et *Wien. méd. Presse*, 1885, p. 1509. — (18) Félizet. In thèse Duriau. Paris, 1885. — (19 et 20) Mayo Robson. *Brit. med. J.*, 1885, p. 833. *Med. Press and Circ.*, 1885, p. 399. *Lancet*, 1885, p. 866. — (21) Parkes. Am. Surg. Assoc., 1885, Philadelph., p. 335. et *Am. J. of med. Sc.*, 1885, p. 95. — (22). Taylor. *Brit. med. J.* 1885, I, p. 220. — (23 à 43) Lawson Tait. *Lancet*, 1879, II, p. 730. *Med. surg. trans.* London, 1880, p. 17 (*Revue des Sc. méd.*, XVIII, p. 265). *Brit. med. J.*, 1882, II, p. 929. *Ibid.*, 1884, I, p. 1146, *Ibid.*, 1885, I, p. 1223. *Lancet*, 1885, II, p. 379, 424.

— De la comparaison des observations, un premier fait ressort clairement. De tous les procédés, le plus dange-reux par lui-même est celui que nous avons décrit sous le nom de cholécystotomie à suture perdue. Quatre opérations n'ont donné qu'un succès, celui de Bernays. Chez la malade de Meredith, il est probable que la bile, à un moment donné, s'est épanchée hors de la vésicule.

L'opération de Courvoisier n'a produit aucun résultat, et même, semble avoir été le point de départ d'accidents d'obstruction cholédoque. L'opérée de Lange a succombé à une péritonite aiguë, et l'auteur reconnaît, dans sa communication, que tout autre procédé eut donné un résultat plus satisfaisant.

L. Tait (1) fait remarquer qu'à côté des statistiques, il y a des arguments plus puissants, de l'ordre physiologique. La vésicule est un organe contractile destiné à se remplir, et à se vider tour à tour, sous l'influence d'actions réflexes assez mal connues. L'évacuation de la bile s'effectue grâce à une contraction de la tunique musculaire, plus énergique, peut-être, qu'on ne semble le croire. Quand même il n'arrive pas de bile dans la vésicule, les parois de celle-ci sécrètent en abondance un mucus spécial, qu'elle tend aussi à expulser. Il est peu probable que la suture puisse résister aux tiraillements et à l'augmentation de pression que les contractions musculaires déterminent.

Nous croyons donc devoir repousser absolument la cholécystotomie à suture perdue, et nous nous contenterons de mettre en parallèle la cholécystotomie simple et la cholécystectomie.

Ces deux procédés présentent des complications communes. Nous avons mentionné les hémorrhagies pendant l'opération, et indiqué leur mécanisme. Cet accident est en somme peu redoutable. Mais il peut se produire également des hémorrhagies consécutives. Plusieurs

(1) L. TAIT. *Brit. med. Journ.*, 1884, 3 mai.

opérés de cholécystotomie ont succombé ainsi. Le cas ne s'est pas présenté pour la cholécystectomie. Est-il besoin de dire que dans ce dernier cas, l'hémorrhagie, purement interne, serait beaucoup plus dangereuse ?

Le collapsus est noté comme cause de revers dans quelques observations de cholécystotomie. Qu'on l'appelle collapsus ou schock, il se produit ici comme dans tous les grands traumatismes péritonéaux. Lange prononce à ce sujet le mot de « *heart-failure* ». Sans vouloir entamer une discussion sur la nature du schock, je crois devoir attribuer la plus grande partie des symptômes du collapsus à des phénomènes cardio-pulmonaires. Mon excellent maître, le professeur Potain, dans une clinique inédite (1882), montrait que les lésions des voies biliaires retentissaient fréquemment sur le cœur, et surtout sur le cœur droit. Il rappelait les théories de Schiff et de Vulpian établissant un réflexe, dont l'arc exodique serait représenté par les fibres centripètes du pneumogastrique, et l'arc eisodique, par les vaso-moteurs des capillaires pulmonaires. Pour Schiff, ce réflexe aurait pour résultat la dilatation de ces capillaires ; pour Vulpian, au contraire, c'est une contraction des capillaires qui se produirait. Les faits semblent donner raison à Vulpian, car le symptôme le plus précoce et le plus constant de ces troubles est une dilatation rapide du cœur droit. Il faut donc que les capillaires présentent un obstacle à la circulation ; cet obstacle est leur contraction.

Est-il nécessaire d'insister sur les conséquences de cette dilatation du cœur droit, et sur sa part problable dans la production du collapsus ou du schock?

Cette théorie nous aide, en outre, à comprendre la fréquence des affections respiratoires à la suite des opérations sur la vésicule. Elle nous conduit à les considérer comme de véritables complications, et non pas seulement comme des affections intercurrentes, ne présentant avec l'opération d'autres relations que le hasard (Courvoisier). Les troubles de l'appareil respiratoire ont été observés aussi bien après la cholécystotomie qu'après la cholécystectomie.

Nous ne ferons que signaler l'anurie post-opératoire, qui ne présente ici rien de particulier, et la péritonite, la plus fréquente, on le comprend, parmi toutes les causes d'insuccès.

Mais ces diverses complications sont communes aux deux opérations, et le nombre restreint des observations que nous possédons ne nous permet guère de nous prononcer sur leur fréquence relative dans l'un ou l'autre cas.

La cholécystotomie a contre elle la permanence de la fistule ; la cholécystectomie, la possibilité d'un accident survenu dans un des cas de Langenbuch, la rupture du pédicule et l'épanchement de la bile dans le péritoine. Encore devons-nous rappeler que Langenbuch avait pratiqué la ligature du canal cystique entre la vésicule et le calcul enclavé.

L'examen des statistiques, pas plus que celui des complications possibles ne peut nous donner, sur la gravité relative des deux procédés, des renseignements bien précis. La mortalité dans nos 43 observations de cholécystotomie (en comptant les deux revers de Lawson Tait)

s'élève à 10 cas, soit 23.25 0/0. Pour les 8 cas de cholécystectomie nous trouvons deux morts, soit 25 0/0. Mais
est-il juste d'imputer aux procédés les morts dues à
l'affection primitive, cancer du pancréas, du duodénum,
etc... ou à une maladie manifestement étrangère, comme
la méningite tuberculeuse dans un des cas de Langenbuch. En modifiant ainsi les statistiques, la mortalité
retombe à 16.28 0/0 (7 morts) pour la cholécystotomie, et
à 12.50 0/0 seulement (1 mort) pour l'ablation totale.

D'ailleurs, nous ne trouvons aucun avantage à com-
parer des séries de cas opérés par des chirurgiens différents, avec des procédés plus ou moins modifiés et pour
des diagnostics d'une gravité essentiellement variable.

De ces statistiques, nous ne pouvons tirer qu'un enseignement. La mortalité des deux procédés est relativement peu élevée, et, au point de vue de leur *gravité*
absolue, tous deux méritent, à peu près également,
d'être pris en considération.

Si l'on considère la *facilité* de l'opération, il est évident que la cholécystotomie a l'avantage. Mais cette considération ne peut être ici que secondaire.

Il nous reste à examiner la question de l'*efficacité*. Les
auteurs qui se sont attachés à ce sujet sont arrivés, après
des polémiques, parfois un peu vives, à des conclusions
très différentes.

Parmi les champions de la cholécystotomie, il faut surtout citer Lawson Tait. Il déclare la cholécystectomie
« intrinsèquement absurde ». Les raisons qu'il donne à
l'appui de son opinion démontrent bien que la cholécystotomie est une bonne opération, mais ne prouvent nulle-

ment que l'extirpation soit à repousser. La statistique sur laquelle il s'appuie est erronée. Il parle de 6 opérations pratiquées par Langenbuch avec 3 morts : Or, à l'heure qu'il est, il n'existe que cinq observations publiées par Langenbuch, avec seulement deux morts. On ne connaît pas, ajoute Tait (1), les usages de la vésicule, mais cet organe ne peut exister sans avoir de fonctions physiologiques. Pourquoi alors le supprimer ? Il se refuse à admettre que la vésicule étant le siège presque exclusif de la formation des calculs, sa suppression équivale à une guérison radicale. Il fait remarquer que la cholécystectomie est un non-sens en cas d'obstruction du cholédoque. Langenbuch, tout le premier, avait admis cette contre-indication. Enfin, il ne croit pas à la fréquence des récidives dans la formation des pierres, à la suite de la cholécystotomie. Le remède serait d'ailleurs facile, puisque la vésicule serait restée adhérente à la paroi.

Langenbuch (2), le promoteur de la cholécystectomie, adresse à la cholécystotomie des reproches non moins graves. Cette opération entraîne nécessairement l'existence d'une fistule, avec toutes ses conséquences fâcheuses. L'orifice externe de la fistule arrive-t-il à se refermer, la vésicule reste attachée à la paroi. Or la vésicule suit le foie dans les mouvements respiratoires, l'éternuement, la toux et la solidité de la suture est compromise immédiatement après l'opération. Plus tard, il suffirait que les parois de l'organe fussent enflammées, pour qu'un de ces mouvements put amener une rupture. Les faits

(1) L. TAIT. *Brit. med. Journ.* 1885, I, p. 1223.
(2) LANGENBUCH. *Berl. Klin. Wochensch.*, 1884, 24 déc., p. 808.

prouvent que ces craintes sont vaines, mais Langenbuch
donne, dans le même ordre d'idées, un argument plus
sérieux, en montrant que l'extirpation dispense des
manœuvres dangereuses nécessitées par l'extraction des
pierres de la vésicule. « Si les parois de la vésicule sont
« malades, l'extirpation met à l'abri de bien des dangers.»
Cela est vrai, mais lorsqu'il y a de la cholécystite catarrhale ou suppurative, peut-on affirmer qu'il n'y ait pas
en même temps une angiocholite de même nature, et que
la ligature ne porte pas sur des tissus pathologiques?

La partie la plus originale du mémoire de Langenbuch
est celle où il défend l'extirpation pour les cas de cholélithiase grave, mais sans complications, pour obvier à
l'intensité et à la fréquence des coliques hépatiques. Nous
la traduisons à peu près intégralement.

Les calculs se forment presque exclusivement dans la
vésicule. Donc l'extirpation de la vésicule mettra à l'abri
d'une récidive de la cholélithiase. On sait que des concrétions peuvent se former dans les canaux biliaires. Le
fait est rare par lui-même. On peut, d'autre part, affirmer
qu'il ne se présente, pour ainsi dire, jamais quand il
existe des pierres dans la vésicule. Les ouvrages si
importants de Frerichs, Tudichum, Bamberger, von
Schueppel, les traités anatomo-pathologiques de Rokitansky, Fœrster, Birch-Hirschfeld, Klebs, Ziegler ne
mentionnent même pas la possibilité de cette coïnci-
dence. En compulsant la collection du Wirchow-Hirsch
depuis 1865, on n'en rencontre qu'un seul cas, bien que
les observations de cholécystite et d'angiocholite calculeuses soient très nombreuses. Dans l'atlas de Cruveilhier

(Livr. XII, planche V), on trouve bien un dessin relatif à un cas de ce genre, mais ni la planche, ni le texte ne permettent d'affirmer que le calcul contenu dans le canal cystique ne provienne pas du canal hépatique.

On peut donc affirmer qu'en règle, les calculs proviennent de l'une des deux sources, le plus souvent de la vésicule, quelquefois des canaux biliaires, et, d'une façon tout exceptionnelle, des deux à la fois. En extirpant la vésicule, on supprime par conséquent les dangers d'obstruction calculeuse du cholédoque.

En supposant même, qu'après l'opération, des calculs hépatiques pussent obstruer le cholédoque, l'absence de la vésicule aurait-elle une grande importance? Non, car la force expulsive de la vésicule ne joue qu'un rôle secondaire dans la propulsion des calculs enclavés. Les agents essentiels de cette propulsion sont la *vis a tergo*, et la pression exercée sur le foie par le diaphragme et les organes voisins, à chaque inspiration. Ne voit-on pas, dans les cas d'occlusion, la vésicule perdre sa tonicité, et se dilater? Et cette dilatation même est une condition défavorable pour l'expulsion du calcul, car la poche surajoutée absorbe une grande partie de la pression.

L'unique reproche qu'encourrait l'extirpation dans le cas où une obstruction ultérieure du canal cholédoque viendrait à se produire serait de rendre impossible l'opération de Winiwarter. On pourrait, alors même, avoir recours aux procédés suivants.

Etablir une fistule entre le cholédoque ectasié et une anse d'intestin grêle ;

Ou encore ouvrir le cholédoque en ayant soin d'empêcher la bile de s'écouler dans le péritoine, extraire le calcul, et suturer l'incision faite à la paroi du conduit ;

Ou bien, comme on sait que le cholédoque avant de s'ouvrir dans le duodénum traverse obliquement sa paroi, il est des cas où cette disposition pourrait être utilisée.

Enfin, si ces manœuvres étaient impossibles, comme, à la suite de la rétention, les canalicules hépatiques sont fortement ectasiés, on pourrait tenter d'établir une fistule entre un de ces canaux et une anse d'intestin grêle.

Nous avons laissé dans cette argumentation bien des points de côté. Nous en avons dit assez pour montrer quelle extension Langenbuch attribue aux indications de la cholécystectomie.

Je crois que les deux adversaires, et tous ceux qui les ont suivis dans cette discussion, se sont laissés entraîner un peu loin. On ne peut pas dire que, des deux opérations qui nous occupent, l'une soit excellente, et l'autre, absurde. Toutes deux ont du bon, et, selon moi, elles répondent à des indications différentes. Les conclusions suivantes le montreront.

I. Les néoplasmes de la vésicule biliaire ne seront qu'exceptionnellement justifiables d'une opération chirurgicale. Leurs symptômes ne permettent de les reconnaître, que lorsque leur extension aux organes voisins rend toute intervention impossible. Cependant, si une incision exploratrice faisait reconnaître un néoplasme, bien limité à la vésicule, au bas fond par exemple, la cholécystectomie immédiate serait indiquée. L'ablation partielle de la vésicule serait insuffisante, dans ce cas.

II. La cholélithiase simple, sans accidents, ne relève que du traitement médical. Cependant, lorsque les crises de colique hépatique, par leur violente intensité et leur grande fréquence, rendent au malade la vie insupportable, lorsque le traitement interne, les régimes, les cures thermales auront échoué, et que le malade réclamera une opération, on devra s'assurer par une incision exploratrice que les canaux sont perméables, et pratiquer la cholécystectomie. L'extirpation de la vésicule est le moyen qui met le mieux à l'abri des récidives.

III. L'issue des calculs à l'extérieur par perforation de la vésicule et phlegmon de la paroi abdominale n'est pas un fait rare. L'incision du phlegmon sera suivie de l'établissement d'une fistule, biliaire ou purulente, par laquelle des calculs pourront s'échapper. Il importe de retenir ce fait que la fermeture de la fistule ne pourra s'obtenir que lorsque toutes les concrétions contenues dans son trajet ou dans la vésicule, auront été extraites. La dilatation de la fistule, lente ou avec un dilatateur mousse devra être préférée à l'opération sanglante pour arriver à ce résultat.

IV. Les complications de la cholélithiase qui nous intéressent encore, sont la tumeur calculeuse, et les accidents d'obstruction des canaux cystique et cholédoque. Les causes de ces derniers accidents sont très variables et peuvent ne pas dépendre la cholélithiase.

Toutes les fois que le diagnostic sera hésitant, on devra recourir à l'incision exploratrice, plutôt qu'à la ponction. C'est l'incision seule qui peut nous renseigner sur la cause et l'origine de la lésion, le point le plus important à connaître.

V. Si l'on se décide à opérer une tumeur calculeuse, on devra s'assurer de la perméabilité des conduits vecteurs, et faire la cholécystectomie. L'état des parois de la vésicule donne ici à ce procédé une supériorité incontestable.

VI. Pour l'hydropisie de la vésicule par oblitération du canal cystique, les circonstances devront guider dans le choix de l'opération. L'obstacle est-il un calcul engagé dans le conduit, de façon que la section doive porter entre le calcul et la vésicule, si le calcul n'a pu être mobilisé, aucune hésitation n'est permise ; on se souviendra du cas malheureux de Langenbuch; on aimera mieux voir les produits inflammatoires, dus à la présence de ce calcul, s'écouler dans la vésicule, et de là au-dehors, que de les laisser s'accumuler entre le calcul et la ligature, dans le pédicule qu'ils distendront et pourront rupturer, et l'on aura recours à la cholécystotomie.

Si le calcul est simplement engagé dans le col de la vésicule, s'il s'agit d'une sténose cicatricielle, la cholécystectomie sera préférée.

VII. L'empyème de la vésicule nous mène à des conclusions différentes. Comme il est impossible de reconnaitre l'état des canaux, et particulièrement du canal cystique, de savoir s'il y a, ou s'il n'y a pas de l'angiocholite suppurée ou ulcéreuse, comme la ligature et l'abandon dans l'abdomen du canal enflammé présenteraient de graves inconvénients, on choisira la cholécystotomie. Le procédé, d'ailleurs, laissant, pour ainsi dire, la vésicule ouverte sous nos yeux, nous permettra d'y pratiquer les injections détersives et antiseptiques nécessaires pour avoir raison du processus inflammatoire.

VIII. L'occlusion du canal cholédoque tire sa gravité de la rétention biliaire. Cette complication est-elle due à un cancer, l'établissement d'une fistule biliaire obviera aux accidents de cette rétention, et permettra au malade de lutter plus longtemps contre l'affection causale.

Si l'obstacle est un calcul, on pourra essayer de le mobiliser.

En cas d'échec dans cette manœuvre, ou si l'occlusion est due à un rétrécissement cicatriciel ou inflammatoire, la cholécystotomie est une opération d'urgence qui, en permettant l'écoulement de la bile au dehors, fera cesser la cholémie.

Cependant, si l'intervention était assez précoce pour qu'un retard ne fût pas trop à redouter, on pourrait tenter l'opération de Winiwarter ; si cette tentative échouait, il serait temps de recourir à la cholécystotomie.

L'occlusion du canal cholédoque est une contre-indication formelle pour la cholécystectomie.

IX. Le traitement de la fistule consécutive à la cholécystotomie varie suivant la nature de l'affection pour laquelle l'opération a été pratiquée.

Dans l'oblitération du canal cystique, la fistule donne du pus ou du muco-pus, dont la quantité arrive généralement à être minime. La fermeture spontanée n'a lieu que lorsque toutes les concrétions ont été évacuées. Si donc l'obstacle est un calcul enclavé, il ne faut pas compter sur la fermeture. Mais la fistule constitue une infirmité si peu gênante, qu'il vaudra mieux le plus souvent la respecter que d'essayer de la guérir par des opérations toujours graves.

Si la fistule laisse écouler de la bile, si le canal cystique est perméable, si l'on est sûr que le cholédoque est libre, on pourra avoir recours à une autoplastie.

Mais quand le canal cholédoque sera obstrué, sous peine de voir apparaître les accidents de cholémie, on ne devra tenter l'occlusion de la fistule, qu'après avoir ouvert à la bile une voie dans l'intestin.

TABLE DES MATIÈRES

CHAPITRE IX

OPÉRATIONS APPLICABLES A LA VÉSICULE NON ADHÉRENTE, LE CANAL CHOLÉDOQUE ÉTANT PERMÉABLE

CHAPITRE X

OPÉRATIONS APPLICABLES AUX CAS D'OCCLUSION DU CANAL CHOLÉDOQUE

CHAPITRE XI

SUITES, PARALLÈLE ET INDICATIONS DES PROCÉDÉS OPÉRATOIRES

HAVRE. — IMPRIMERIE DU COMMERCE, 3, RUE DE LA BOURSE.

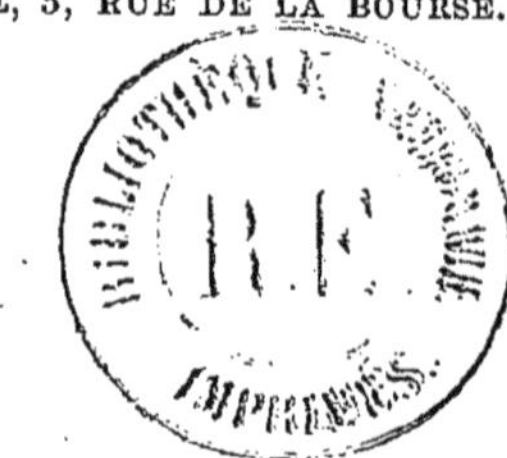

www.ingramcontent.com/pod-product-compliance
Ingram Content Group UK Ltd.
Pitfield, Milton Keynes, MK11 3LW, UK
UKHW022034070726
13613UKWH00002B/515